Detox 데톡스

당신의
삶을
해독하라

Detox 데톡스

당신의
삶을
해독하라

홍종희·고영리 지음

동아일보사

내가 자연의학에 관심을 갖고 나름의 공부를 시작한 것은 족히 20년은 된다. 서양의학은 인류의 건강 장수에 획기적인 성과를 가져다 주었지만, 한편 적잖은 한계점이 있는 것 또한 사실이다. 이를 보완하고자 대체보완의학이 새롭게 조명되고 있으며 우리 한의학 또한 새로운 과학 기법을 동원하는 등 괄목할 발전을 하고 있다.

이러한 의학의 시대적 흐름은 병이 나서 치료하는 병원중심의 치병의학보다는 예방, 나아가서 삶의 질을 중시하는 건강증진, 양생을 지향하고 있다. 최근의 웰빙 붐은 이러한 시대적 반영이다. 결론은 병이 나기 전에 손을 쓰자는 것이다. 또 병이 나도 가급적 화학 약품을 쓰지 말고 인간에 내재된 자연치유력을 보강함으로써 예방 치유하자는 운동이다. 이보다 더 이상적이고 경제적인 의술도 없다. 해서 이런 일련의 움직임을 종래의 동서 의학을 넘어 '제3의 의학' 이라 부르고 있다.

서양 의학을 전공하면서 그 한계점을 종종 겪게 되고 자연스레 자연의학에 관심을 갖게 되었지만 아직 체계적인 연구가 미흡한 실정이다. 사실 병에 걸리지 않도록 하는 '미병(未病) 단계'의 치료를 생활화하는 것은 실제로 몸이 아파 병을 치료하는 것보다 더 중요하다. 즉, 병에 걸리지 않도록 자신의 생활습관을 올바르게 하자는 것을 목표로 하는 것이다. 또한 이미 병이 있다면 드러나 있는 증세만을 치료할 것이 아니라, 몸과 마음의 전체적인 균형을 잃게 된 근본원인을 찾아 치유해야 한다.

하지만 이러한 치유보다 더 우선시 되어야 하는 것이 바로 정화, 즉 해독이다. 우리가 사는 환경이 조물주가 창조했다고 하는 에덴동산이 아닌 다음에야 우리는 늘 독소에 의해 공격당하고 있다. 숨을 쉬는 공기에서부터 사회생활에서 받는 스트레스, 무심코 집어 먹은 음식에서 우리는 끊임없이 독소를 함께 섭취한다. 그리고 이러한 독소들은 병을 만드는 가장 근본적인 원인이 될 뿐 아니라 병을 키우고 건강을 해치며 균형을 깨는 주범이기도 하다.

이러한 독소를 정화시키는 해독이라는 행위는 비단 몸에서만 이루어지는 것은 아니다. 몸의 건강에 정신적인 건강이 어느 정도 영향을 미치는 데다, 몸과 마음의 균형 있는 동시 발전이 유익한 만큼 마음의 해독도 반드시 병행되어야 한다. 그런 맥락에서 몸과 마음을 균형 있게 비우고, 치료하고 채워가는 과정 속에서 삶의 질을 더할 수 있는 체계와 구체적인 방법론을 제시한 본 저서는 기본에 충실할 뿐 아니라 내용 역시 풍성하다고 생각되었다.

건강에 관심이 있는 모든 현대인에게 일독을 권한다.

2007년 6월
의학박사 이시형

사람과 우주와의 거리가 가까워졌다. 밤하늘의 별과 달을 바라보며 계수나무 은하수를 그리던 노래 속 상상의 세계는 이제 우주선 타고 날아갈 수 있는 현실이 되었다. 최근과 같은 기술 추이라면 앞으로 우주는 사람들과 더욱더 가까워질 것이다. 단, 우리가 살고 있는 터전인 지구와 사람이 건강하다는 조건을 전제로 말이다.

실제로 러시아의 소유즈 우주선을 이용하려면 키 150~190cm, 몸무게 50~95kg, 시력 0.1 이상, 척추와 심폐수술 라식수술 등 수술 경력이 없어야 하며, 고혈압·당뇨·암 같은 중증 질환도 없어야 하는 등 기본적인 신체조건을 갖추어야 한다. 게다가 우주여행을 위한 훈련 중에는 매 3개월마다 실시되는 엄밀한 의학 검진에서 사소한 감기에 걸려도 모든 게 중단될 정도이므로 기초 체력과 건강상태는 우주여행에 있어서 매우 중요한 이슈이다. 설사 며칠간의 우주 여행을 위해 2,000만 달러 이상이나 되는 거액을 낼 수 있는 능력이 된다고 해도 고혈압이나 당뇨 등과 같은 생

7

활습관병으로 고민하고 있는 중이라면 아무리 우주시대가 가까이 다가와도 우주는 여전히 멀리서 바라볼 수밖에 없다. 우주를 찾아가려 하든 지구에서 우주를 바라보려 하든 몸과 마음의 상태는 우리들의 꿈을 이루어지게 할지 아니면 그냥 멈춰 세우고 바라만 보게 할지를 결정하는 사안임에는 분명하다.

이 책을 준비하면서 우주에 대한 생각을 많이 했다. 우주를 향하여 날아가보고 싶다는 어렸을 적부터의 꿈이 나이를 더해가며 이러저러한 건강문제로 무너지게 되고, 아예 그런 꿈조차 꾸기가 어려워진다면 너무나 서글프다. 현실적인 행복을 위해서는 물론 희망적인 꿈의 실현을 위해서라도 모두가 건강할 수 있었으면 하는 바램이다.

또한 건강을 위해 많이 비워낼 수 있었으면 한다. 풍요롭고 편리한 세상이 무엇이든 원하는 물건을 취할 수 있게 해주고 시간을 벌어주는 등 우리 삶을 위해 배려해준 면도 크지만, 매일매일 그 풍족과 편안을 채우고 더하기만 한 결과가 심신의 건강을 해치는 원인이 되었다. 너무 많이 쓰고, 너무 많이 먹으며 지내왔던 얼마간의 세월이 우리들 심신의 균형을 흐트러뜨려 많은 불편과 고통을 호소하는 사례가 늘게 하였다. 건강을 위해 많은 영양제, 각종 기구와 용품들을 수북하게 갖추며 '더하기' 중심으로 건강을 꾸려 왔다면, 앞으로는 더하기 전에 제대로 몸과 마음의 독소를 비우고 영양을 부가하였으면 한다. 지금 우리들이 누리고 있는 편리함과 풍요로움에 조금의 불편을 감수하더라도 '비우기'를 제대로 한다면 몸과 마음의 독소로 인한 문제는 충분히 예방할 수 있다.

이 책과의 인연을 계기로 일상생활은 물론 몸과 마음의 오염을 제거하여 청정하게 자기자신을 가꾸어 나아가길 바란다. 그리하여 우주를 향한 꿈도 변함없이 늘 간직하며 살 수 있었으면 좋겠다.

2007년 6월 20일
홍종희

 목차

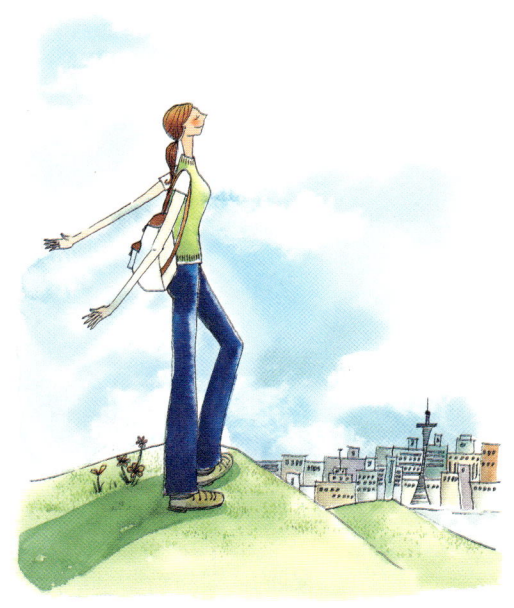

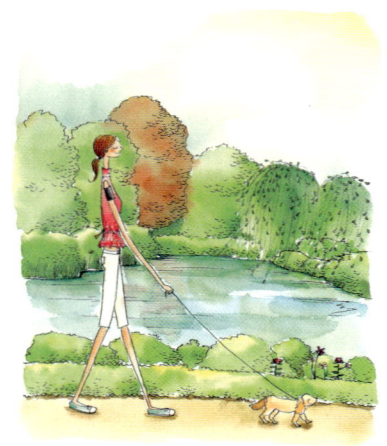

::: Part 4 　새롭게 채워 넣기

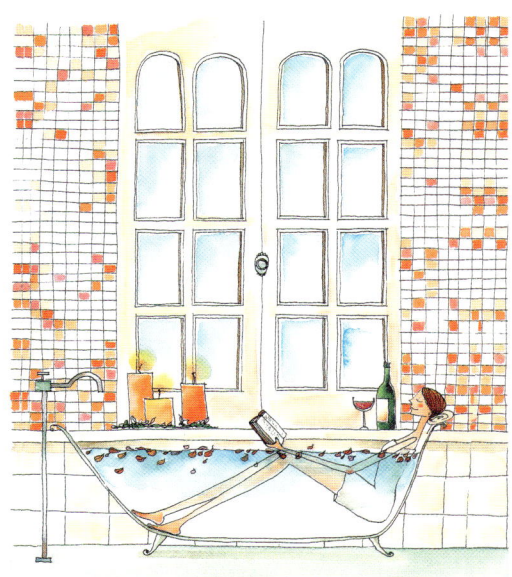

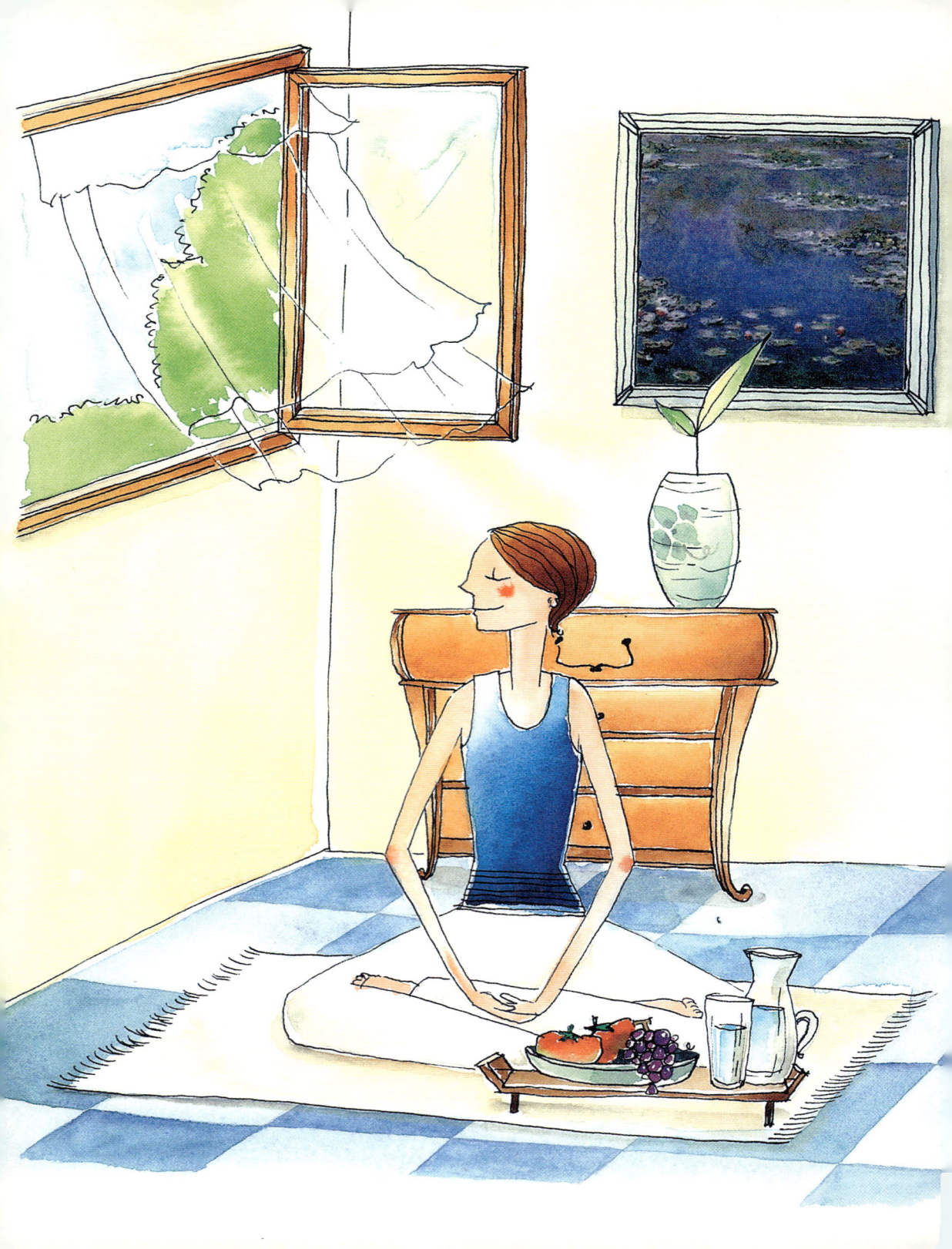

Part 01

데톡스Detox란?

해독이란 독소를 없애가는 과정을 말한다. 해독은 건강을 위한 첫 걸음임과 동시에 내 몸과 내 삶에 해 줄 수 있는 가장 최소의 그러나 최선의 성의이다. 해독은 결코 어려운 것이 아니다. 그저 일상 생활속 습관을 조금씩 바꾸고 신경 쓰지 않았던 부분에 약간만 더 관심을 기울이면 충분히 가능하다.

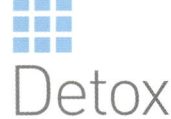

Detox

몸과 마음에 독이 쌓이다

현대인과 해독

현대사회는 과거에 비해 여러모로 풍요롭다. 모든 것이 너무나 모자라고 부족했던 지난 날이 언제였던가 싶을 정도로 어느새 세상은 과하다 못해 차고 넘칠 정도로 풍요로워졌다. 그 안에서 현대인들은 필요 이상으로 물품을 소비하고 정도 이상으로 음식을 먹으며 생활하고 있다. 과잉소비와 포식이라는 절제되지 못한 현대인들의 생활양상은 우리가 살고 있는 환경은 물론 몸과 마음에 커다란 변이를 일으키고 있다.

그럼에도 불구하고 세상에는 첨단의 첨단, 최신의 최신, 최고의 최고를 자랑하는 새로운 '꺼리'들이 연일 등장하고 있다. 무엇을 골라야 할지 고민이 될 정도로 너무나도 많아진 '꺼리'들이 자랑하는 화려한 매출 성적표는 일종의 품질보증서가 되어 우리들에게 더욱 많이 소비하고 더욱 많이 먹게끔 충동한다.

이런 세상의 변화가 현대인들에게 다양한 꺼리를 넉넉하게 제공하기는 했지만, 한편으로는 복잡하고 어려운 문제도 동시에 안겨주었다. 마치 빛과 그림자처럼 말이다. 편리하고 풍족한 여유가 따스한 햇살이 되어 우리들의 불편함과 부족함을 덜어 주었지만, 우리들이 편히 누리는 만큼 보이지 않는 어두운 그림자가 되어 우리들의 몸과 마음, 생활환경의 요소요소에 함께하고 있다.

이제 우리들의 생활환경과 몸은 풍요의 임계선을 훨씬 넘어섰다. 세상살이의 주체로서 세상과 더불어 살고 있는 인간의 신체 환경과 신체 질서가 모호해지고 있는 것이다. 새롭게 규명되고 해명되는 인체의 신비만큼 의학적 상식과 이론으로는 도저히 납득하기 어려운 현상들이 우리 몸 속에서 벌어지고 있다.

실제 최고의 의료장비로 이 구석 저 구석 온몸을 면밀히 살펴보아도 뚜렷한 병명 없이 어딘가 개운치 않거나 피곤이 쉽게 가시지 않고, 몸과 마음이 가라앉는 것 같은 불편한 느낌과 증세를 호소하는 사례가 늘고 있다. 반면에 좋다는 방법과 약들을 모두 써보아도 좀처럼 좋아지지 않던 병세가 한적한 곳에서 좋은 생각하며 마음 편하게 지내다 보니 자기도 모르게 씻은 듯이 나았

자기 방식대로 인생을 보낼 수 있어야 성공 했다고 할 수 있다 – 크리스토퍼 몰리

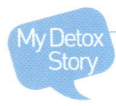
다는 사람들의 이야기도 왕왕 접하게 된다.

　보통은 이런 이야기를 접할 때 우리는 '기적'이라는 단어로 뭉뚱그려 표현하고는 한다. 그리고 이러한 기적은 특별한, 운이 좋은 사람에게만 일어나는 행운이라고 생각하며 자신에게는 그런 일이 생기지 않을 것이라며 낙심하곤 한다. 하지만 낙심할 필요는 없다. 기적도 결국에는 인간의 노력과 자연의 화합이 만들어 낸 필연의 결과물이므로 우리가 살고 있는 주변환경, 매일 반복하고 있는 생활습관, 세상과 자기자신과의 사이에 설정해 둔 마음가짐을 꼼꼼히 들여다 보면 우리가 고민하던 문제들에 대한 지혜로운 해법들을 찾을 수 있으니 말이다.

　건강을 챙기는 문제도 그렇다. 모든 일에는 이유와 원인이 있듯 건강이 나빠지는 것에도 분명 이유가 있다. 먼저, 세상을 둘러 보자. 그리고 세상과 나 사이에 얽혀 있는 주변여건과 환경들을 살펴 보자. 마지막으로 어떤 환경에서든 열심히 살고자 노력하고 있는 자신의 모습과 생활습관을 꼼꼼히 들여다 보자. 차분히 살펴보다 보면 어디를 둘러 보아도 선명한 유리창처럼 깨끗하고 투명하게 유지되어 있는 상태를 찾아 보기가 어렵다는 것을 알게 될 것이다. 오히려 뿌옇고 희미하게 쌓인 먼지처럼 우리가 살며 생활하며 생각하며 만들어낸 찌꺼기가 여기저기에 산재해 있음을 확인하는 순간 매우 당황스러워하며, 이 지경까지 이르도록 모르고 지내고 있었다는 사실에 화들짝 놀라게 될

행복의 비결은 좋아하는 일을 해서가 아니라 해야 하는 일을 좋아하기 때문이다
- 제임스 베리

18

것이다.

현대인들은 편리함과 풍요로움을 만끽하면서 너무 많이 쓰고, 너무 많이 먹으며, 번잡하게 살았다. 그러기에 그만큼의 먼지와 찌꺼기가 두툼하게 몸과 마음에 끼어서 제대로 숨쉬고 생각하고 활동하기 어려운 건강의 '독소'가 되어 신체의 신진대사 질서를 교란시키는 주범이 된 것이다. 바로 먼지와 찌꺼기라는 독소가 '원인불명'이라는 병명을 만들어 인간의 건강과 생활을 불편하게 하는 1급 요주의 대상이다.

해독이란 이 독소를 없애가는 과정을 말한다. 해독은 건강을 위한 첫 걸음임과 동시에 내 몸에, 내 삶에 해줄 수 있는 가장 최소의 그러나 최선의 성의이다. 해독은 결코 어려운 것이 아니다. 그저 일상 생활속 습관을 조금씩 바꾸고 신경 쓰지 않았던 부분에 약간만 더 관심을 기울이면 충분히 가능하다. 건강을 위해서는, 우리 몸과 마음의 에너지원을 확보하고 영양을 보충하기 위해 열심히 채워 넣는 것만이 아니라 제대로 채워질 수 있도록 독소를 온전히 비워내고, 바르게 건강의 틀을 유지할 수 있도록 돌보는 것이 중요하다. 빛과 그림자가 따로일 수 없듯이 말이다.

My Detox Story

인간이 실패하는 이유는 단 하나, 자기 자신에 대한 진정한 믿음이 부족하기 때문이다
– 윌리엄 제임스

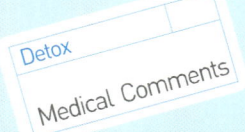
과연 이 두 가족의 차이는 무엇일까

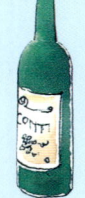
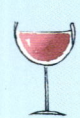

1. 37세. 남자. 김씨. 흡연은 하루에 담배 반 갑, 주량은 소주 두 병. 일주일에 두 번 이상은 술자리를 즐기는 평범한 사람이다. 아내는 34세의 이씨. 요즘 부쩍 다이어트에 신경을 쓰고 있다. 이들 부부에게는 7세의 딸과 5세의 아들이 있는데 딸아이는 최근에 들어서 부쩍 친구들과 군것질을 하는 횟수가 잦아졌고 아들아이는 과자와 탄산음료를 수시로 먹는다.

김씨의 두 아이가 가장 좋아하는 음식은 피자와 통닭이고 김씨 역시 통닭에 맥주 한잔 하는 것을 즐긴다. 김씨의 아내 이씨는 온 가족이 통닭을 먹을 때마다 살이 찐다며 통닭에 곁들여 먹는 무만 집어 먹지만 결국에는 남아서 버리는 것이 아깝다며 닭목이며 아이들이 먹다 남긴 것까지 깨끗하게 먹어 치운다. 그런 이씨에게 남편 김씨는 살찐다면서 그런걸 먹냐고 퉁박을 주고 이러한 사소한 일로 김씨와 이씨는 종종 다툰다.

웰빙이니 유기농이니 하도 주변에서 떠들어대서 장을 볼 때마다 유기농 코너를 살펴보는 이씨. 하지만 호박 하나, 깻잎 한 묶음, 여섯개 들이 양파 한 망만 사도 만원이 훌쩍 넘는 유기농 상품을 선뜻 사기에는 망설임이 있다. 결국 일반 상품 쪽으로 발길을 돌리는 이씨. 깨끗하게 씻어 먹으면 되지… 라는 생각으로 애써 뉴스에서 떠들던 농약의 독성에 관한 걱정을 무마시킨다.

아침밥을 대충 먹고 출근한 김씨는 버스 정류장에서 담배를 산다. 새로 나온 신제품에 눈이 가는 김씨. 무슨 필터를 쓰고, 순하게 만들었으며 니코틴의 체내 흡수율을 줄였다는 광고를 보고 잠시 망설이던 김씨는 기왕 필 거 좋은 거 펴보자는 마음에 더 비싼 신제품 담배를 구입한다. 그때 김씨 앞으로 지나가던 버스, 배기통이 고장났는지 짙은 매연을 뿜으며 달려가고, 김씨는 아침부터 매연을 뒤집어 쓴 채 콜록이고 만다.

김씨의 두 아이는 오늘도 식탁 앞에 앉아서 얼굴을 찡그리고 있다. 마침 모임이 있어서 제대로 상을 차리지 못했던 엄마 이씨가 김치에 나물, 멸치 볶음과 된장국, 밥만으로 점심을 차려주었기 때문이다. 햄이라도 구워달라는 아이들에게 결국 피자를 시켜주는 이씨. 맛있게 먹는 아이들을 흐뭇하게 바라본다. 피자를 비롯한 패스트 푸드에 트랜스 지방이니 고도 비만 유발제들이 들어 있다는 것은 알고 있지만 일일이 다 가리면 먹고 살 게 없다고 생각한다. 매일 먹는 것도 아니고 기껏해야 한 달에 한 두 번인데 설마 큰일이야 나겠어… 하는 심리도 있다.

하지만, 어느 날부터인가 김씨는 자꾸 숨이 차오르고 조금만 무리해도 식은땀이 흐르며 기운이 바닥까지 소진되는 듯한 느낌을 받고, 이씨 역시 아무리 운동을 해도 살이 빠지기는커녕 자꾸 붓기만 더해진다. 뽀얗고 예쁘던 아이들은 언젠가부터 발긋발긋한 발진이 올라 긁느라 잠을 못 잘 뿐 아니라 첫째 아이는 화장실에 갈 때마다 대성 통곡을 할 정도로 변을 보기 힘들어 하는 지경에까지 왔다.

대체 김씨의 가족에게 무슨 일이 일어난 것일까?

2. 김씨의 동료 박씨. 37세 동갑. 박씨의 아내 최씨는 36세고 이들 부부에게는 9살, 7살의 두 아들이 있다. 그리고 60세의 노모인 홍씨가 함께 산다. 박씨는 술은 좀 즐기지만 담배는 전혀 피지 않는다. 어렸을 때 무척 따랐던 외삼촌이 오랜 흡연 생활 끝에 폐암으로 돌아가셨기 때문이다. 삼촌이 얼마나 괴로워 하셨는지를 직접 본 박씨는 간간히 한대씩 즐기던 담배도 십년 전부터 완전히 끊었다. 박씨의 아내 최씨의 취미는 화초 가꾸기이다. 바쁜 남편을 대신해서 말도 걸고 하소연도 하면서 십 여 년을 동고 동락해 온 최씨의 화초들은 하나같이 윤이 나고 싱싱하다. 사철을 바꾸어 가면서 꽃도 피고 열매도 맺는 것을 보는

재미에 박씨네 집은 곳곳에 화초가 풍성하다. 이렇게 화초를 키우다 보니 시어머니인 홍씨와의 대화거리도 풍성해져서 박씨네 집은 일반적인 고부 갈등의 모습을 거의 찾아 볼 수 없다.

취미가 화초 키우기이다 보니 상추나 고추, 가지, 토마토 같은 것들은 베란다에서 한 두 그루씩 직접 키워 먹는다. 모양은 좀 어설프고 껍질도 두꺼워 식감은 썩 좋지 않지만 농약 한 방울, 제초제 한 방울 떨어지지 않은 순수 유기농이다. 게다가 고추나 토마토는 따고 돌아서면 또 열리고, 또 열리고 해서 여름 내 물리도록 수확해 먹을 수 있다는 장점도 있다. 한참 말썽 부리며 장난치는 두 아들도 집에서 길러 먹는 것이 신기한지 종종 서로 자기가 고추를 따겠다, 토마토를 따겠다 실갱이를 벌인다. 그리고 자기가 수확한 야채로 해 준 음식은 뭐든지 잘 먹는다.

터울이 적은데다 아들만 둘이다 보니 최씨는 아이들이 원하는 것을 다 들어줄 만큼 시간적, 정신적 여유가 넉넉하지 않다. 게다가 할머니가 아이들의 먹거리를 챙겨주시는 경우가 많기 때문에 자연스레 패스트 푸드와는 멀어졌고 아이들용 음식을 따로 해서 먹인 것이 아니라 그냥 부부가 먹는 된장찌개, 김치, 나물 같은 식단의 밥상에 아이들 수저만 따로 놓아 주며 길렀다. 의도한 바는 아니지만 토종 식단에 입이 길들여진 탓인지 아이들은 요즘 애들 같지 않게 피자나 햄버거를 입에 별로 맞지 않아한다. 그래서 가끔 있는 외식도 박씨네 가족은 늘 한식집으로 정해져 있다.

서울에서 자라지만 박씨의 두 아들은 산골 아이들처럼 피부가 적당히 햇볕에 그을려서 반질 반질 윤이 난다. 신나게 밖에서 뛰어 노는 아이들 손에 들린 것은 아이스크림이 아니라 집에서 키운 오이다. 오이를 우적거리며 자전거를 타는 박씨의 두 아들은 동네에서도 명물이다. 아이스크림을 가끔 사주기도 하지만 워낙 인공 조미료를 먹어보지 않은 아이들이어서 인지 아이스크림에서 이상한 맛이 난다며 별로 즐기지를 않는다.

　늘다 들어와 음료를 찾는 아이들에게 최씨는 탄산음료가 아닌 꿀을 탄 차가운 오미자 차를 내준다. 평소 먹던 것이라 불평 없이 마시는 두 아들의 오늘 간식은 조청에 찍어 먹는 가래떡이다. 빵 대신 떡을 먹이는 최씨는 가끔 떡집에서 가래떡을 맞춰 얼려 두었다가 먹을 때마다 조금씩 꺼내 먹는다. 아이들은 할머니가 해주는 떡꼬치를 포장마차 떡꼬치 보다 더 좋아한다.

　최근에 실시한 사내 건강검진에서 박씨는 신체 연령이 실제 연령보다 자그마치 10살이나 아래로 나와 동료들의 부러움을 한 몸에 받았다.

　박씨네 가족이 유난을 떨며 특별하게 살고 있는 것일까?
　과연 이 두 가족의 차이는 무엇일까.

　사실 이 두 가족의 차이는 거의 없다. 두 번째 가족인 박씨네가 보약을 다려 먹는 것도 아니고 몸짱 열풍에 힘입어 단백질 보조제를 먹으며 헬스에 매진하는 것도 아니다. 다만 생활 속에서 실행하는 방법이 약간, 아주 약간 다를 뿐이다. 하지만 이 '약간'이 결국 이 두 가족의 건강한 라이프 스타일에는 '지대' 한 영향을 주게 된다.

김씨 가족의 식습관과 행태는 몸 속에 독을 쌓는 정공법이다. 담배 뿐 아니라 매연을 직접 들이키거나 탄산음료와 패스트 푸드를 꾸준히 먹거나 사소한 다툼에서 오는 스트레스, 농약에 오염된 먹거리 등은 꾸준히 몸에 쌓여 독소로 작용한다. 반면에 박씨네 가족은 화초등을 키우면서 속얘기를 털어 놓거나 대화를 통해 마음에 앙금이 쌓이는 일을 사전에 방지한다. 먹거리 역시 모양은 어떨지 몰라도 집에서 키웠다는 애착이 있는 것들이다. 할머니의 영향으로 아이들은 무한한 사랑을 받으며 어리광을 피우다가도 엄하게 구는 부모에게 규칙과 예의 범절을 배운다. 인성과 감성이 고루 클 수 있는 환경이다.

아주 사소하고, 또 이 시대를 사는 사람들이라면 누구나 이들의 삶에 공감을 할 법 하지만 이러한 사소한 차이가 몸 안에 독을 쌓느냐, 쌓인 독을 빼느냐의 중대한 차이를 가지고 온다. 해독은 이처럼 특별한 기구나 방법, 약물이나 요법을 쓰는 것이 아니라 이렇게 생활 패턴을 약간 수정하는 것 만으로도 쉽게 입문할 수 있는 건강 관리의 첫걸음이다.

마음에 악영향을 미치는 독소의 정체

우리 몸을 서서히 상하게 하는 독소들의 유형과 종류는 참으로 다양하다. 자동차의 배기가스, 담배, 각종 음식에 누적되어 있는 수은이나 납, 농약, 식품첨가물 등의 유해 성분들 그리고 알게 모르게 노출되는 방사선과 자외선, 각종 일회용품에서 방출되는 환경호르몬 등 우리 주변에서 독소를 만들어내는 것은 셀 수 없이 많다. 뿐만 아니라 활성산소와 지방, 요산尿酸 등과 같은 체내 메커니즘의 부조화에 의한 것, 그리고 정신적인 스트레스에 이르기까지 독소로 작용하는 것은 너무나 많다.

 Tip

독소의 유형과 종류

① 체내에 들어오면 안 되는 것 : 뱀의 독, 독버섯 등과 같은 동식물이 가지고 있는 독소 및 수은, 비소, 카드뮴, 납과 같은 독성물질 등
② 체내의 신체활동에 관여하지만, 지나치면 독이 되는 것 : 활성산소, 대장균, 포도구균 등
③ 신체의 오작동으로 인해 체내에 남아서 독이 되는 것 : 요산, 젖산 등
④ 체내의 내분비 체계를 교란시키는 것 : 스트레스, 식품첨가물, 유전자조작식품, 잔류농약 등

　하지만, 이와 같은 환경에서 살고 있다 하더라도 인간의 신체는 여러 독소들로부터의 공격에 곧바로 굴복하도록 만들어져 있지는 않다. 이는 생성, 성장, 소멸이라는 우주적 질서가 인간생애의 전 과정에 걸쳐 유지되면서 체내에 축적된 여러 가지 독소를 몸 밖으로 내 버릴 수 있도록 하는 자기정화, 즉 해독시스템이 스스로 작동하고 있기 때문이다. 그렇지만 생활 환경 속에서 알게 모르게 마주치게 되는 독소들이 체내의 자정작용에 의해 제대로 정화되지 못하고 계속해서 '머물게' 되면 결국 건강에 빨간 불이 켜지게 된다.

　시냇물이든 강물이든 흐르는 물을 보면서 대다수의 사람들은 평화와 고요를 느낀다. 이와는 반대로 제대로 순환되지 못하고 한군데 고인 물은 맛도 변하고 냄새도 고약해져 사람들은 인상을 찌푸리고 눈길을 피하고 만다. 물 흐르듯이 우리들의 몸과 마음도 막힘 없이 제대로 흐르며 돌아 준다면 독소고 뭐고 고민할 것이 없겠지만 어딘가에서 '정체'하여 차곡차곡 독소가 쌓이게 되면 문제는 예상외로 심각해진다. 정체로 인해서 기의 흐름이 막히고, 피의 흐름이 막히고, 체액의 흐름이 막히게 되면, 그것이 바로 만병의 원인이 되고 마는 것이다.

　그러므로 독소를 원만히 체외로 배출하기 위해서는 우선적으로 우리 몸의 기능이 정상적으로 작동될 수 있도록 해야 한다. 그래야만 몸 밖으로 내보내져야 할 독소들이 대소변과 땀으로

삶을 변화시키려면 지금 당장 시작하라. 이유나 변명을 달지 말고 정열적으로 삶을 살아라 – 윌리엄 제임스

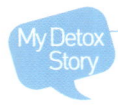
제 때에 정체없이 나갈 수 있고, 흐름이 원만한 신체가 유지될 수 있는 것이다. 다시 말해서 위와 장, 신장과 간장, 피부와 땀샘, 호흡기관 등이 정상적 기능을 하면서 움직이고 있어야 정상적인 해독이 가능하다는 것이다. 허나 체내에 오랜 기간에 걸쳐 머물며 단단하게 굳어진 독을 일순간에 모조리 제거할 수는 없다. 먼저 몸의 기능을 회복시키고, 이를 위해서 좋은 생활습관을 몸에 익히는 것이 무엇보다 최우선적으로 선행되어야 한다.

체내의 독소는 생활습관병^{메타볼릭 신드롬}을 비롯하여 각종 신체적, 정신적인 트러블 메이커이다. 정신적인 스트레스로 기氣가 막히면 우울증과 같은 정신 질환은 물론 혈액이 걸쭉해지고 변비가 생기며 피부 노화가 빨리 진행된다. 또한 고혈압, 고지혈증, 심장신경증, 위염, 과민성대장염, 원형탈모증, 기관지천식, 간염, 면역력 저하 등등 온갖 신체적 질병과 증상을 일으킨다. 이처럼 해독을 제대로 못하는 데서 오는 부수적인 질병의 종류는 실로 다양하고, 정체된 독소의 신체 공격 강도는 시간이 지날수록 점점 드세어진다.

바로 이러한 부분 때문에 몸과 마음에 쌓인 독소를 체외로 방출시켜내는 과정, 곧 '해독解毒, detox'의 중요성은 아무리 강조해도 지나침이 없다. 우리가 몸 안에 독소毒素와 독기毒氣를 얼마나 품고 있느냐에 따라서 '건강과 젊음, 아름다움'에는 얼마든지 개인적인 편차가 존재할 수 있다. 그러므로 우리 몸과 마음의 해독

기능이 원만하게 이루어질 때 비로소 '유쾌, 통쾌, 상쾌'의 3쾌
박자가 어우러진 건강하고 행복한 생활도 가능하다는 사실을 기
억하자.

일상생활에서 흔히 접하는 독[毒]

클로로페놀, 디클로로페놀, 트리클로로페놀, 다이옥신 등등
우리 몸에 좋지 않다고 하는 유해성분이 새로이 검출될 때마다,
우리 몸에 무엇이 어떻게 나쁜지가 조목조목 죄목 밝히듯이 소
개된 덕분에 대부분의 현대인들에게 유해물질의 종류와 유해 정
도는 어지간히 상식화된 것 같다. 인체의 유해성분을 전문적으
로 연구하는 학자도 아니면서 어려운 용어들을 거침없이 언급하
는 모습은 마치 모두가 건강 전문가가 된 것같이 보이기도 한다.
특정 분야의 전문가마냥 익숙하지 않은 용어들을 나열하면서
'무엇을 쓰면 어떤 유해성분이 얼마나 나와서 어떻게 된대' 하는
식이 아니라 여기서는 자기자신을 비롯한 일상생활을 둘러보는
데서부터 해독을 위한 첫걸음을 내딛고자 한다. 우리 몸을 해치
는 독소들은 굳이 먼발치를 내다보며 어렵게 찾지 않아도 '나'와
아주 가까운 곳에서 쉽게 발견할 수 있기 때문이다. 이 세상에서
자기자신이 주인공이 되어 살고 있는 생활무대에 등장하는 '독
소'라는 악역배우들이 어떤 모습으로 살금살금 다가와 우리들의

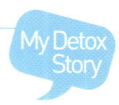
준다는 것은 시간, 노
동, 애정, 조언, 선물,
어떤 형태이든지 그것
은 인생의 가장 큰 즐
거움 중 하나이다
– 로베카 러셀

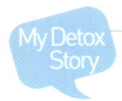

몸과 마음의 건강을 빼앗아 가고 있는지를 살피고 인지하는 것, 바로 이것이 몸 밖으로의 독소 추방을 위해 가장 먼저 서둘러야 하는 과제이다.

담배

타르, 일산화탄소, 니코틴 등은 담배에 함유되어 있는 주요 성분들이다. 타르는 발암물질로 폐암을 비롯한 각종 질병의 발병과 깊은 관련을 가진다는 연구보고가 잇따르고 있다. 담배 연기 속에 포함되어 있는 일산화탄소⁰⁰는 동맥경화를 비롯해 전신에 걸쳐 산소결핍증세를 유발하는데, 난방기구가 제대로 연소되지 못할 때 발생하는 급성일산화탄소중독으로 뇌에 산소가 제대로 공급되지 못해 사망하는 경우를 생각한다면 일산화탄소의 유독성에 대한 이해가 쉬울 것 같다. 니코틴은 코카인이나 모르핀과 같은 '의존성 약물' 로서 한번 손을 대면 약물 의존을 스스로 원하는 신체 체계를 만들고, 호흡곤란, 노화촉진, 후두암, 식도암, 폐암 등을 야기시킨다.

이처럼 흡연이 야기하는 질병은 다양하다. 또한 흡연으로 인한 각종 질병발생률과 사망률은 나날이 높아지고 있다. 흡연이 건강을 상하게 한다는 경고가 쉴새 없이 이어지고 있음에도 불구하고 흡연인구는 좀처럼 줄어들지 않고 있다. 오히려 여성과 청소년층의 흡연인구는 늘고 있는 실정이다. 허나 사정이 이렇다

자신에게서 행복을 찾기란 쉽지 않다. 그렇다고 해서 그것을 다른 데서 찾는다는 것은 불가능하다
– 아그네스 리플리에

30

하더라도 같은 하늘 아래 같은 공간에서 지내고 있는 '모두'의 아름다운 젊음과 건강을 위해 '나'의 담배연기는 무조건 저 멀리로 물리쳐야 할 첫 번째 추방 대상이다.

지방

지방은 우리 몸에 없어서는 안 되는 3대 영양소 중의 하나로 우리 몸의 주요한 동력에너지이다. 그러나 에너지원으로 사용된다고 해서 지방을 지나치게 섭취하게 되면 몸 속에 지방덩어리가 쌓이면서 비만증을 일으킨다.

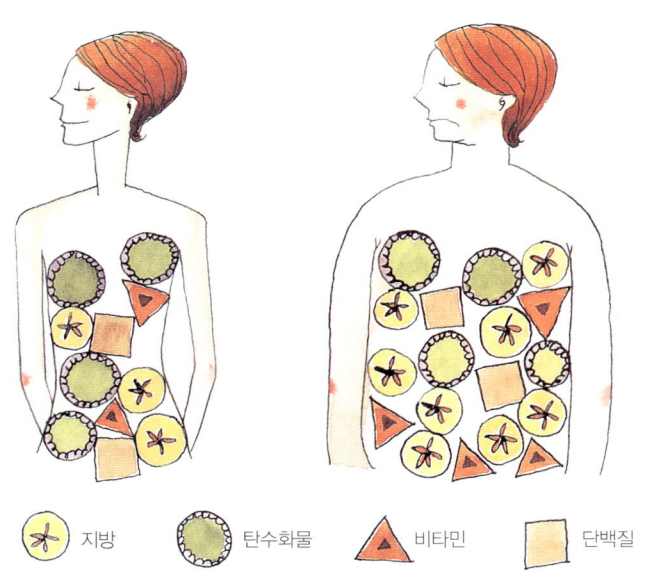

| ✳ 지방 | ● 탄수화물 | ▲ 비타민 | ■ 단백질 |

지방세포의 증가가
우리 몸에
미치는 영향

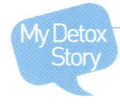
　　지방은 주로 피하지방과 내장지방의 형태로 쌓이게 되는데, 내장지방은 혈당과 혈압 수치를 올려서 당뇨병과 고혈압을 일으키는 것을 비롯하여 동맥경화, 심근경색을 야기시키는 주요 원인이 된다. 이 밖에도 지방세포는 혈전 형성, 호르몬 이상, 기분저하 등 다양한 질병과 증세를 일으켜 심신건강을 저해한다.

　　그러므로 과다한 영양섭취로 두툼하게 튀어나온 배모양이 되지 않도록 부지런히 움직이며 꾸준하게 운동을 하고, 적게 먹는 습관을 갖는 것이야 말로 우리 몸에 질병을 불러들이는 독소를 안전하게 차단할 수 있는 최선의 방법이다.

활성산소

　　사람이 호흡하며 들이마시는 공기중의 산소는 지방과 당질, 단백질 등의 영양분과 반응하여 에너지를 만든다. 이때 에너지뿐만 아니라 산화력이 강한 활성산소를 동시에 만들어 내는데, 체외로 배출되지 못한 활성산소는 체내에 축적되어 여러 가지 질병을 일으키는 원인이 된다.

　　활성산소는 세포를 손상시켜 노화를 빠르게 진행시키는 것을 비롯하여 DNA를 손상시켜 돌연변이 유전자를 만듦으로써 암세포를 증식시키고, 간세포 및 위 점막에 염증을 일으켜 간장과 위장의 질환을 만든다. 또한 혈액 속 지질과 혈관벽 세포를 산화시켜 동맥경화를 일으키고, 세포 내 미토콘드리아를 손상시켜 인

자유인이란 자기 생각을 끝까지 따르기를 두려워하지 않는 사람을 말한다 - R. 블룸

32

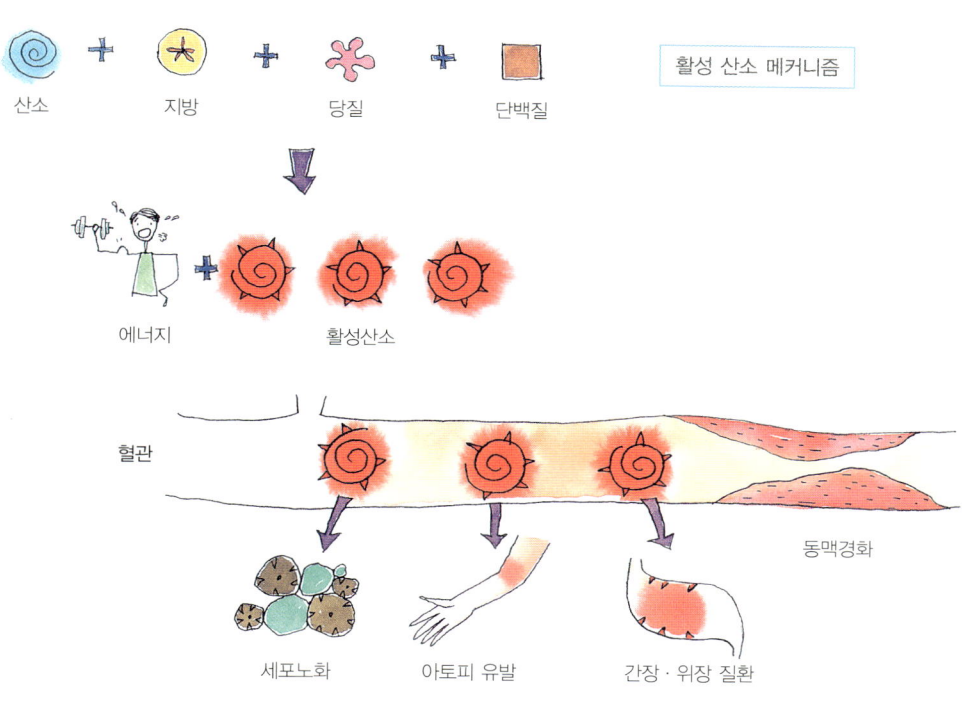

산소   지방   당질   단백질

에너지   활성산소

혈관

동맥경화

세포노화   아토피 유발   간장·위장 질환

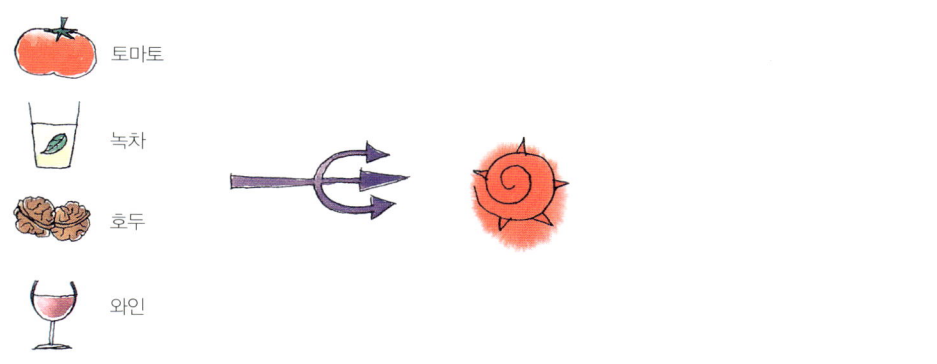

토마토

녹차

호두

와인

항산화식품 섭취 필요

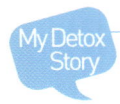

슐린 분비기능에 장애를 만들기 때문에 당뇨병을 유발하기도 한다. 피부의 보습기능을 저하시켜 아토피성 피부염 증세를 더욱 나빠지게 하고, 협심증·심장마비·뇌졸증·알츠하이머·파킨슨 등과 같은 심장 및 뇌 질환 계통의 질병을 만들어낸다.

그러므로 노화, 과도한 흡연, 스트레스 등으로 활성산소가 자신도 모르는 사이에 신체의 건강을 파괴하지 못하도록 하기 위해서는 항산화성분이 가득 담긴 음식을 평소에 충분히 섭취해주어야 한다. 항산화성분은 우리 몸 속에서 활성산소가 발생하지 않도록 발생원인을 억제하고, 이미 발생한 활성산소를 제거하여 활성도를 낮추어주며, 활성산소에 의해 손상된 부위의 기능을 복구하여 정상상태로 재생시켜주는 역할을 담당한다.

젖산

일상생활에서 몸을 움직일 때 생기는 젖산은 보통 별다른 무리 없이 체외로 배출되지만, 격렬한 운동을 하면 대량으로 발생된 젖산이 순조롭게 처리되지 못하고 몸 속에 쌓이게 된다. 이렇게 해서 체내에 쌓이는 젖산은 혈액순환을 나쁘게 하여 혈행 장애로 인한 질병과 근육통 등을 일으키는 주범이 된다.

그러니 운동을 하거나 생활하면서 동작을 할 때는 몸에 지나치게 무리가 가지 않도록 하여야 한다. 자신의 신체 능력을 과신해서 무리한 운동을 시도하거나 거친 동작을 하는 것은 체내독소

사람은 할 수 있는 것의 100분의 1밖에 안 하고 산다 – 도요타 사키치 (일본의 에디슨)

를 만들어 내는 행동이다. 체내독소로부터 우리 몸을 튼실하게 지켜내기 위해서는 운동과 동작을 항상 적당한 선에서 하도록 한다.

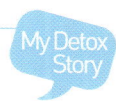

스트레스

눈에 보이지 않는 독, 스트레스는 제대로 관리해 주지 않으면 몸과 마음을 무차별적으로 공격하여 무너뜨리고 만다. 스트레스는 우리 몸에 부정적인 호르몬을 분비시켜 우울증과 같은 정신질환은 물론 신체 내부의 건강을 급속하게 악화시킨다. 이제 만병의 '필수원인'으로까지 지목되고 있는 스트레스는, 고혈압, 고지혈증, 심장신경증, 위염, 과민성대장염, 원형탈모증, 기관지천식, 간염, 면역력 저하, 변비, 피부 노화 등등 온갖 신체적 질병과 증상을 야기한다.

정신적인 독소라 할 수 있는 스트레스가 자신의 심신 건강과 주변의 인간관계에 폐해를 끼치지 못하도록 사전예방을 철저히 하도록 한다. 매사에 긍정적으로 생각한다든지, 자기 내면의 그림자를 인식하고 자기와의 대화에 귀 기울이는 진정한 자기애自己愛를 갖도록 하자. 잘 다스린 마음은 몸과 마음의 건강은 물론 사회의 건강과도 직결되는 가장 중요한 근본이므로 언제 어디서든 소중히 보살펴야 하는 대상이라는 것을 명심하자.

인생에서 가장 즐거운 것은 목표를 갖고 그것을 향해 노력하는 것이다 - 탈레스 (그리스 철학자)

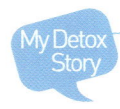

해독의 3단계

조물주는 모든 사람에게 건물을 지을 수 있는 땅을 공평하게 나누어 주었다. 여기서 땅은 우리의 육체이고 건물은 육체와 정신의 건강이다. 처음에 태어날 때는 육체라는 땅을 공평하게 부여 받지만, 살아가면서 누구는 훌륭한 건물, 즉 튼튼한 몸과 건전한 정신을 만들어가고 어떤 사람은 툭 치면 넘어갈 만큼 부실한 건물을 지으며 살아간다.

하지만 건물이 처음부터 부실 판정을 받는 것이 아니라, 처음에는 건물벽의 작은 실금에서 점점 규모가 걷잡을 수 없게 커지는 것과 마찬가지로 건강도 처음에는 뒷목이 살짝 뻐근하다거나, 잠을 자도 개운치 않다거나 하는 사소한 증상과 같은 이상 징후를 호소하는 것으로 시작된다.

가장 좋은 것은 이러한 이상 증세가 나타나기 전에 건강을 챙기는 것이지만 건강만 챙기면서 사는 것은 사실상 불가능에 가깝다. 그나마 이상 증세를 받아들이고 곧장 관리에 들어간다면 다행이다. 하지만 안타깝게도 대부분의 사람들은 실금이 벽 전체를 뒤덮을 때까지, 또 그 균열로 인해 건물이 흔들릴 때까지 보수를 할 생각을 하지 않는다. 건강을 잃고서야 건강을 찾는 것이다. 건축물에서는 이쯤 되면 방법은 하나뿐이다. 모두 부수어 버리고 뼈대부터 다시 짓는 재건축만이 답이 될 수 있다. 하지만

현명한 사람은 자기가 발견하는 것보다 더 많은 기회를 만들려고 한다 – 프랜시스 베이컨

사람의 몸은 건물과는 달라서 한꺼번에 완전히 부수고 다시 짓는 것이 불가능하다. 다만 금이 가고 낡아서 부실해진 부분이 어디고 왜 이런 일이 벌어졌는지 자기관심을 가지고 '꾸준하게' 살펴보면서, 심신의 폐해를 불러일으키는 독소를 비워내고, 고장이 난 부분을 치료하고, 바른 습관과 적절한 영양을 채워 넣음으로써 각종 독소의 축적과 공격으로 인해서 무너져 내리는 건강이란 건물을 회복시킬 수 있다.

이는 바꿔 말하자면, 건강을 되찾고 바르게 유지하기 위해서는 보약을 찾아 먹는 것이 우선이 아니고, 좋은 주사를 맞는 것 또한 우선이 될 수 없다는 것이다. 급히 치료를 받아야 생명을 보호할 수 있는 급성환자가 아닌 이상, 돈으로 건강에 필요한 것들을 번번이 몸 속에 채워 넣으려고 하는 것은 자신을 아끼는 체하는 가장 게으른 사람들이 선호하는 방법이다.

독소와 유해성분을 없애준다며 속속 등장하는 문명의 발명품을 과신하고 스스로 자정 하려는 노력을 하지 않는다면, 이는 인간다움을 포기한 것이나 다름없다. 버튼만 누르면 편리하게 작동하는 기계처럼 하루에 두어 차례씩 시간 맞추어 입안에 몇 알 털어 넣는다고 해서 쉽사리 체내의 독소가 제거되는 것이 아니다. 정상적으로 독소를 체외로 배출시키려면 무엇보다 바른 생각과 생활습관이 선행되어야 한다. 해독용 기기나 약물은 사람의 의지와 노력이 앞서 실천된 뒤에 필요에 따라서 부차적으로

위대한 일을 성취하려면 행동뿐만 아니라 꿈을 꾸어야 하며, 계획을 세우는 것뿐만 아니라 그것을 믿어야 한다
– 아나톨

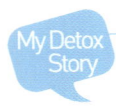

사굿되는 보조수단일 뿐이다.

살피고 비우기, 치료하고 채우기는 오염된 자기를 정화시키는 해독의 순서이자 건강을 위한 공식이다. 몸과 마음을 재건시키는 해독의 3단계는 이렇다.

첫 번째로 독소를 '살피고 비워내기' 위해 우선 몸과 마음을 불견하게 하는 독소가 어떤 것인지 자신과 주변을 꼼꼼히 살피자. 그러기 위해서는 긍정적인 생각을 하고, 수시로 자기와 대면하는 명상의 시간을 가지고, 바른 자세로 깊고 천천히 소망하는 바를 기도하며 호흡을 해보자. 이렇게 독소를 살피는 과정을 통해 심신에 찌들어 있는 독소의 원인을 찾아내어 이해하고 이를 온전히 비워내도록 하자

두 번째로 상처 입은 부분을 치료하자. 뇌를 의식적으로 착각시키는 뇌운동, 가압트레이닝이나 체조, 걷기와 같이 근육을 자극하는 가벼운 운동, 혈점을 자극하여 막힌 피와 기의 흐름을 원활하게 해주는 지압과 맛사지, 몸과 마음을 이완시켜주는 목욕, 고른 영양섭취를 하되 식사량을 적게 하는 소식 등으로 우리 몸과 마음을 맹렬하게 공격하는 독소로 인해 생긴 상처를 적극적으로 치유하자.

그리고 마지막으로 비워진 부분에 새로이 채워 넣자. 눈과 귀, 코와 피부 등 오감을 자극할 수 있는 끊임없는 '체험'과 '감상'으로 몸과 마음 속에 즐거움을 차곡차곡 채워 넣어 보자.

힘은 모든 것을 정복
하나 그 승리는 오래
가지 않는다 – 링컨

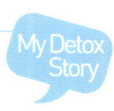
이러한 과정을 차근차근 밟아 나가면 독소로 인해 형편없이 망가지고 부실해진 신체 기능이 원만하게 작동되기 시작하면서, 분명 건강한 기운이 온몸 구석구석으로 스며드는 것을 느낄 수 있을 것이다. 건강공식은 '나' 안에 그리고 나와 아주 '가까이'에 있다는 사실을 자각할 수 있을 것이다.

이제 해독에 대해 개략적인 이해를 하였으니 다음 장부터는 '해독의 3단계'를 구체적으로 실천하기 위한 가장 일상적인 방법들을 소개하고자 한다. 또한 독소를 자정하기 위한 인간의 노력이 신체를 어떻게 변화시키며, 우리의 몸과 마음이 독소에 어떻게 반응하는지 그 원리와 현상을 중심으로 살펴보고자 한다. 언제든 어디서든 누구도 별 부담 없이 '일상생활' 속에서 시도할 수 있는 해독 노하우가 부디 한 사람 한 사람의 생활 습관으로써 체득될 수 있기를 바란다.

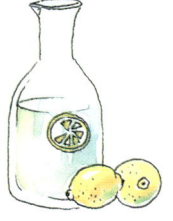

남을 행복하게 할 수 있는 자만이 행복을 얻는다 – 플라톤

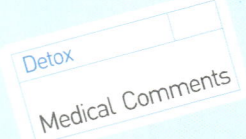

안티에이징과 데톡스

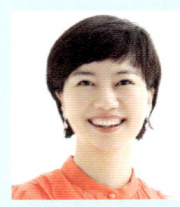

이기문 원장
라끄리닉 드 파리

어느 날 문득 몸의 내부에서 자신도 모르는 사이에 변화가 일어나고 있음을 느낄 때가 있다.

'아침에 일어나는 것이 힘들어', '술을 마신 다음날 일을 제대로 할 수가 없어', '언제 이렇게 눈 밑이 처졌을까?', '그 사람 이름이 뭐지? 입안에선 맴도는데 정확하게 생각이 나지 않네' 등등 예전과는 다른 무언가가 몸을 통해 전해져 오게 된다. 이것이 바로 '노화' 이다.

'노화' 의 학문적인 의미는 나이가 들어감에 따라 우리 몸을 이루고 있는 세포들이 구조적, 생화학적으로 퇴화되어 그 기능이 떨어지는 것을 의미한다. 앞에서 언급한 여러 가지 징후들은 '노화가 진행되고 있다' 고 우리 몸 안에 있는 자동경보 장치에서 보내오는 신호이다.

그럼 우리의 몸은 왜 이런 변화를 경험해야 하는 것일까. 20세기 후반 들어 의학계 스스로도 놀랄 정도로 노화의 정체가 드러나고 있지만, 아쉽게도 노화의 과정과 증상에 비해 노화의 원인에 대해서는 명확한 해답을 제시하지 못한 채 몇 가지 이론만을 제시하고 있다.

우선 '마모 이론'이 있는데 이것은 많이 사용할수록 닳는다는 것, 즉 사는 것 자체가 우리를 늙게 한다는 것으로 노화에 대한 오랜 이론 중 하나이다.

또 다른 이론은 '유전자 이론'으로 애당초 유전자에 늙어가도록 프로그램되어 있어 얼마나 오래 살 것인지도 유전적으로 결정되어 있다는 것이다.

'텔로미어 이론' 또한 노화를 이야기할 때 빠뜨릴 수 없다. 텔로미어란 유전자 정보가 들어있는 염색체의 끝부분으로, 세포분열을 하면 할수록 그 길이가 점점 짧아져서 어느 수준 이하가 되면 그 세포는 더 이상 세포분열을 하지 못하고 죽는다. 이 텔로미어를 재생하는 효소가 '텔로머라이제'인데 텔로머라이제를 세포에 주입하면 이 텔로미어가 점점 짧아지는 것을 막아 세포는 계속해서 분열을 해서 살 수 있다고 한다.

노화를 '호르몬'계의 불균형으로 설명하는 이론도 있다. 우리 몸의 중요한 기능들은 호르몬이라고 불리는 물질들의 상호작용에 의해 조절되기도 하고 회복되기도 하는데 나이가 들수록 호르몬 분비에 이상이 생겨 세포간의 균형이 깨지므로 그 결과 우리 몸의 기능들이 떨어진다는 것이다.

마지막 이론은 '활성산소 이론'이다. 호흡한 산소 중 일부가 '활성산소'라는 독으로 변해서 세포 안을 돌아다니면서 핵 안의 유전자와 세포내 지방산 등을 무차별 공격한다는 것이다. 활성산소의 공격을 받은 세포막은 표면의 수용기가 손상되어 세포의 기능에 꼭 필요한 여러 가지 영양소와 호르몬의 통로가 막히면서 핵 속의 유전자가 제대로 작용을 할 수 없게 되므로 그 세포는 기능이 떨어져 여러 가지 노화현상이 일어나게 된다. 유전자에 대한 활성산소의 직접 공격으로 변이유전자가 되면 암세포로 바뀔 수도 있다.

현재까지 알려진 모든 질병 중 90%가 이 활성산소에 의해 생긴다. 활성산소라는 독소는 노화의 가장 중요한 원인이며 노화 이외에도 암, 동맥경화, 관절염, 아토피 피부염, 피부질환 등이 이 활성산소에 의해 생기는 질병들이다. 활성산소라는 독소를 배출하는 기능은 타고난 유전자에 의해서도 차이가 나지만 나이가 듦에 따라 점점 떨어진다. 따라서 산소가 들어오는 것 자체를 피할 수는 없으나 활성산소를 특별히 많이 만드는 환경은 나이가 들수록 더욱더 피해야 한다.

활성산소를 만드는 주범은 과음, 과식, 과도한 운동, 자외선, 환경으로부터 오는 독소와 스트레스 등이며 우리 몸 내부에서 일어나는 염증반응 또한 활성산소를 많이 만든다. 우리는 흔히

'염증' 이라 하면 피부에 난 상처가 균에 감염되어 빨갛게 붓고 통증이 생기는 것을 생각하게 되는데 이러한 증상은 발목을 삐어도 경험하게 된다. 즉 균의 감염과는 상관없이 조직의 손상에 의해서도 염증반응이 일어날 수 있고 그 결과 일련의 연쇄반응을 거쳐 활성산소가 많이 형성되어 세포를 손상시킨다. 특히 혈액 내에서 떠돌아다니는 활성산소와 에너지 생성과정에서 생기는 노폐물, 섭취한 식품 속의 독소 등이 혈관내벽에 상처를 내게 되고 우리 몸이 이를 복원시키는 과정에서 상처에 나쁜 콜레스테롤이 붙게 되면서 염증반응이 유발되어 혈관을 점점 좁게 만들고 작은 혈관의 경우는 완전히 막기도 한다.

이러한 반응이 심장근육에 영양을 공급하는 동맥에서 생기면 협심증이나 심근경색이 생겨 단 시간에 생명을 위협할 수도 있고, 간이나 콩팥, 대장 등의 혈관에 생기면 혈관내의 노폐물과 독소들을 제거하는 이들 기관의 기능이 떨어지게 되면서 노폐물과 독소에 의한 우리 몸의 손상을 더욱더 가속화시키는 악순환이 일어나게 된다. 따라서 노화를 조절하기 위해서는 활성산소의 공격을 막는 것과 함께 염증반응을 조절하는 것도 아주 중요하다.

활성산소에 대한 적극적인 대책은 활성산소의 독소를 중화시켜주는 여러 가지 영양제를 보충해 주는 것인데 개개인이 현재 갖고 있는 활성산소의 양, 항산화 능력 그리고 생활습관에 따라 위험도가 증가되어 질병이 다 다르므로 이에 따라 다양한 항산화제 종류와 양을 선택해야 된다.

항산화제 중 가장 유명한 것은 비타민C로 인간은 지구상에서 비타민C를 스스로 합성하지 못하는 몇 안 되는 생물 중 하나로, 폴링 박사의 가설에 의하면 인간은 처음에는 비타민C를 합성했으나 과일이 풍부한 식사를 하면서 점차 그 합성능력을 잃어버렸다고 한다. 비타민C는 활성산소의 공격을 막을 뿐 아니라 산화된 비타민E를 재생시키는 작용을 하고 대부분의 중금속과도 잘 결합하여 독성미네랄이 쉽게 배출될 수 있도록 돕는다. 또한 혈관벽을 튼튼하게 해주고 염증반응을 조절하므로 노화방지라는 입장에서는 아주 중요한 영양제라 할 수 있다.

비타민E, 베타카로틴 등 강력한 항산화 비타민 외에도 최근 독소배출과 관련하여 주목 받고 있는 영양제로는 CoQ-10과 셀레늄이 있다. CoQ-10은 비타민E 보다 훨씬 강력한 지용성 항산화제로 스트레스가 많은 시기에 심장을 보호하는 것으로 알려져 있으며 셀레늄은 활성산소를 중화시키는 체내효소의 활성성분으로 작용하고 중금속 해독에도 뛰어난 효과를 가지고 있다.

체내의 독소를 배출하는 이러한 영양소를 돕기 위해서는 충분한 물의 섭취가 아주 중요한데 하루 수분 필요량은 정상적인 식사를 하는 경우에 1.5~2L가 필요하고, 저열량 식사를 하고 있는 경우에는 에너지원의 공급을 위해 단백질이 분해되어 생성되는 질소화합물이 증가하므로, 이를 배설하기 위해 더 많은 수분이 필요하게 되어 한 시간에 1컵의 물을 마시는 습관이 필요하다.

지구상에서 기능이 가장 좋은 '화학공장'인 간의 기능을 보존하는 것은 체내 독소배출에 꼭 필요한데 손상된 간을 회복시키고 기능을 잘 유지하기 위해서는 영양소의 균형이 무엇보다 중요하고 절실하다. 검증되지 않은 민간요법 등 무분별한 식품섭취는 절대 금기이며 탄수화물, 단백질, 지방이 적정량 포함된 식사를 규칙적으로 하는 것이 좋다.

탄수화물이 부족하게 되면 간은 단백질을 연소해 에너지로 만드는데, 이때 간에 필요한 단백질이 다시 부족하게 되므로 적정량의 탄수화물 섭취는 필수이고 간세포의 재생을 늘리기 위해 단백질도 필요하다. 불규칙한 식사는 간에 부담을 주게 되며, 급하게 식사를 할 경우 영양의 집중적인 공급으로 인해 지방이 쌓이기 쉬운 체질이 되어 지방간의 위험이 높아진다.

마지막으로 땀이 나는 운동과 스트레칭은 대사를 활발히 하여 노폐물 제거에 도움이 되는데 이때 반드시 물 한 컵과 항산화제의 복용이 중요하다.

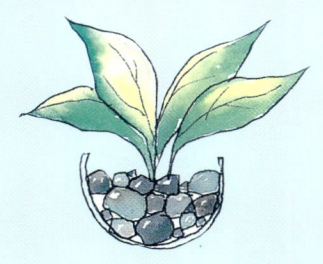

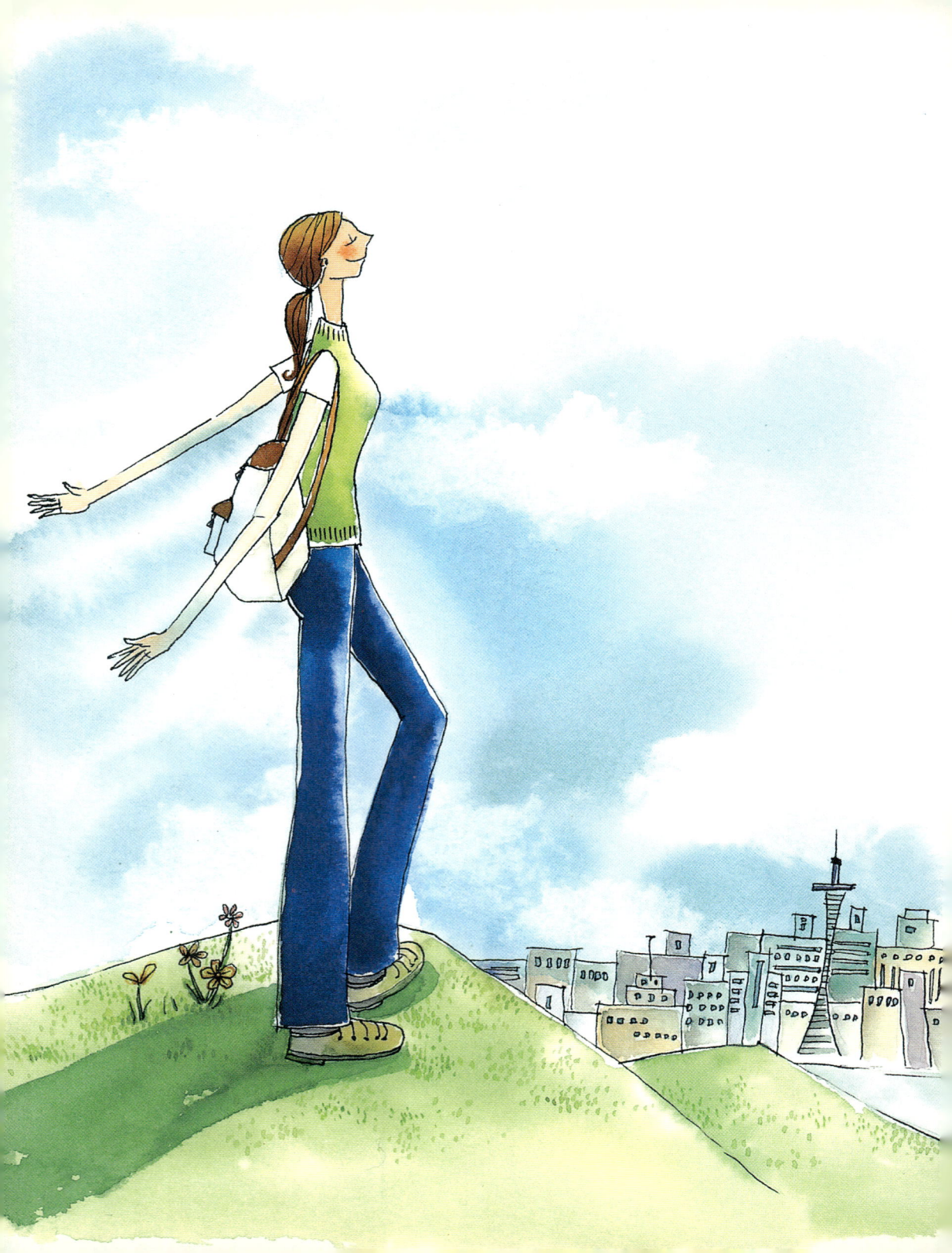

독소 비워내기

해독은 꼭 독약을 한 사발 들이 붓고 나서 하는 것이 아니다. 현대를 사는 사람들은 누구나 메타볼릭 신드롬^{생활습관병}을 겪고 있다. 명상과 호흡으로 마음을 해독하고 마시는 물, 숨쉬는 공기, 먹는 음식으로 몸 구석구석의 독소를 제거해보자.

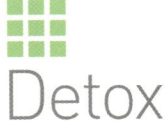

Detox

마음 속 독소 비우기

십여년 전 개봉했던 영화 중에 '세븐' 이라는 영화가 있다. 이 영화에서는 천주교에서 말하는 일곱 가지 죄악인 '탐식Gluttony', '탐욕Greed', '나태Sloth', '시기Envy', '정욕Lust', '교만Pride', '분노Wrath' 에 해당하는 인물들이 하나씩 죽어나간다. 하지만 생각해 보면 맛있는 음식을 먹고자 하는 탐식을 비롯하여 게으름이나 시기, 교만, 정욕과 탐욕, 분노 모두는 현대인들이라면 누구나 겪고 사는 감정이고 누가 어쩌지 않아도 이것들로 인해 사람들은 서서히 병들어 간다. 왜냐하면 탐식, 탐욕, 나태나 시기, 정욕, 교만, 분노 뒤에 오는 것은 평온함이나 즐거움이 아니라 우울과 의심, 그리고 스트레스이기 때문이다.

이 스트레스는 사람의 균형을 잃게 만든다. 우리 조상들이 중

요하게 생각했던 중용은 현대를 사는 우리들에게는 더 이상 중
요하지도, 또 가능하지도 않은 것처럼 되어 버렸다. 평정을 지
키고 중도를 지키려는 태도는 이제 자기 의견이 뚜렷하지 않거
나 자신감이 없는 사람들의 전유물처럼 여겨지고 세상은 언제
나 극단의 결정과 태도를 요구한다. 결국 이러한 태도에 따라
사람의 감정도 들뜸에서 우울로, 믿음에서 의심으로, 분노에서
슬픔으로 마구 넘나들게 된다. 그리고 이 과정에서 사람들은
극도의 스트레스를 받게 된다. 판단과 행동은 극단을 오갈지라
도 마음만은 중도에서 평정을 찾아야 하는 이유가 여기에 있
다. 마음이 평정을 찾지 못하면 거기에서 오는 스트레스가 치
명적인 독이 되어 마음은 물론이고 몸의 건강까지 상하게 하기
때문이다.

스트레스로 인한 무슨 병, 무슨 병…, 현대를 살아가면서 그 원
인에 '스트레스'가 붙지 않는 병을 가진 사람들이 몇 명이나 될
까. 갓 태어난 갓난쟁이도 엄마 뱃속에서 세상으로 나오면서 출
산에 의한 스트레스를 받는다고 하니, 우리는 정말 태어나는 그
순간부터 스트레스에 시달리는 셈이다. 특히 남보다 앞서 나가
야 한다는 생각과 성공과 돈에 대한 강박관념이 강할 수 밖에 없
는 요즘 사람들에게 스트레스로 인한 질병은 이제 세월가면 저
절로 먹는 나이만큼이나 자연스럽다.

하지만 질병은 질병일 뿐 그 어떤 미사여구로도 좋게 포장될

천국에는 오만한 사람
이 있을 자리가 없다
– 마이모니데스 (유대계
철학자)

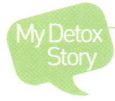

수 없는 법, 정신과 마음을 병들게 하는 스트레스를 다스리는 방법을 알아보자.

마음해독

자기관리 = 마음관리

이제 웰빙well-being이라고 하면 대한민국 사람 누구나 다 아는 보통명사가 됐다. 불과 4~5년 전만 해도 철학적인 의미로나 소개되던 웰빙은 삶의 질 향상, 잘 먹고 잘살기란 명분을 타고 여러 분야에 '적용'되고 있다. 상품 광고는 물론 시골 수퍼나 왁자지껄한 길거리 매점의 이름으로까지 웰빙의 영역은 드넓게 확장되고 있다.

그러나 세상을 둘러보자. 이렇게 웰빙을 추구하며 온갖 노력을 기울이는 데도 '일빙ill-being' 즉 '안녕하지 못함'을 호소하는 사람들이 늘어나고 있다. 우리나라 직장인의 스트레스 보유율이 95%로 세계 최고 수준이라는 것은 이미 유명한 얘기다. 중년의 60~70%, 직장인의 45%가 우울증을 호소하고 있다. 젊음을 만끽하는 줄 알았던 대학생들도 12%는 우울증을 경험했다고 한다. 자살 사망률이 경제협력개발기구OECD 국가 가운데 최고 수준인

병의 덕택으로 건강장수에의 길이 열린다
– 불교

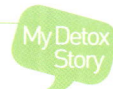

데다, 자그마치 15분마다 한 명꼴로 자살을 시도하고 있다는 등 대한민국 국민의 마음 편히 지내지 못하는 모습이 '하루도 빠짐 없이' 기사화되고 있다.

사정이 이렇다 보니 어느새 '마음'이 우리 사회, 특히 기업 최고경영자CEO들의 화두가 됐다. 대표적인 것이 서점가다. 한동안은 성공을 위한 처세술이나 대인관계를 위한 지침에 관한 내용이 베스트셀러의 주류를 이루더니 2~3년 전부터는 여러 모양새의 심리학 관련 서적들이 '마음을 알고자' 하는 사람들의 책장에 추가됐다. 여기에 더해 최근에는 '마음을 위로한다'는 책이 서점가의 주요 코너를 차지하고 있다.

최근 들어 마음에 대한 관심은 건강에 대한 인식마저 바꾸고 있다. 이전에는 현대인의 성인병은 나이 들어 살다 보면 의례히 '있을 수도 있는 병'으로 생각되곤 했다. 그러나 1996년부터 성인병이라는 명칭이 '생활습관병메타볼릭 신드롬'으로 개명되고 그 근원이 스트레스에 있다는 의학계의 발표가 잇따르면서 건강을 위해서는 '마음에 대한 관리'가 필요하다는 데 인식이 모아지고 있다.

재미 일본의학자 신야 히로미 박사는 생활습관병에 대해서 '자기관리 결함병'이라는 이름을 새로이 덧붙였다. 즉 성인병은 자기관리 결함에 따른 건강 적신호로서 평소에 자기관리를 잘 하기만 하면 얼마든지 예방할 수 있다는 것이다.

위대한 행동이라는 것은 없다. 위대한 사랑으로 행한 작은 행동들이 있을 뿐이다
– 테레사 수녀

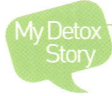

'자기관리를 잘 하라'는 이 신야 박사의 제언은 누구나 알고 있는 쉬운 말이지만 참으로 실천하기 어려운 난제임에 분명하다. 사실 대다수의 사람들은 건강운운하며 온몸 구석구석을 살피면서도 정작 건강의 사령탑인 마음은 제대로 돌보지 않는다. 자기관리의 출발점이 마음에 있는데도 건강관리라는 성급한 의욕이 신체에만 시선을 집중하게 한다.

하지만 신야 박사는 "최첨단 의료기술로 치료 가능한 질병은 20%밖에 안 된다"며 마음에 의한 치유를 강조한다. 이렇게 마음의 역할이 더더욱 중요해지면서 바야흐로 자신과 솔직하게 대면하여 마음의 독소를 제거하고 자신에게 긍정적인 에너지를 투입하는 마음 단련이 건강관리의 필수 요소가 되었다.

그렇다면 개개인은 자신의 마음을 얼마나 통제할 수 있는지, 그리고 우리 마음을 제어하는 것이 과연 무엇인지 따져 볼 필요가 있다. 결론부터 말하자면, 사람의 마음을 요모조모로 변화무쌍하게 제조해 내는 것은 뇌 속에 있는 신경세포_{뉴런} 네트워크이다. 그러니까 자신의 뇌 속에 있는 100조가 넘는 뉴런 네트워크를 자신이 원하는 대로 얼마나 잘 형성할 수 있는지가 관건인데, 여기서 중요한 점은 뇌 속의 뉴런 네트워크는 마음먹기에 따라서 얼마든지 바꿀 수 있다는 것이다. 여행이나 독서 같은 체험을 통해 갖게 되는 생각이나 창의적인 상상, 공부 등은 새로운 뉴런 네트워크를 만들어냄으로써 기존의 네트워크와 공조를 꾀할 수

우리 모두는 삶의 중요한 순간에 타인이 우리에게 베풀어준 것으로 인해 정신적으로 건강하게 살아갈 수 있다
– 앨버트 슈바이처

있게 한다. 그러니 마음을 바꾸어 보고 싶으면 언제든지 자신의 뇌 속 뉴런 네트워크에 입력시킬 '꺼리'를 잘 찾아서 사색과 공부에 자신을 몰입시키면 된다.

그러나 이러한 해법이 있음에도 불구하고 여러 사정으로 인해 뜻한 바대로 잘 되지 않는 경우가 허다하다. 좀처럼 생각이 모아지지 않고, 여전히 지난 시간에 있었던 불쾌한 기억들만 떠오르거나 '어떻게 하지' 식의 걱정과 불안 등이 마음 속에 차곡차곡 쌓이면서 마음의 독소, 즉 스트레스가 자신의 생활영역 전체에 맹위를 떨치게 된다.

맹렬한 기세의 스트레스가 야기하는 현상은 실로 다양하다. 스트레스는 마음병을 더욱 심화시키고 신체의 메커니즘을 뒤죽박죽으로 만드는 것은 물론 대인관계에까지 악영향을 미친다. 스트레스는 사람들이 제대로 인지하지 못하는 사이에 별 것 아닌 일에 쉽게 흥분하고 짜증내는 식으로 화를 자주 내게 하거나 상대방의 마음에 상처를 입히는 공격적인 성향을 드러내게 하고, 우울감을 비롯한 부정적인 정서들을 증대시킨다. 이러한 증세에 대한 인체의 반응은 혈액과 순환계에서 먼저 나타난다. 혈압이 높아지고 호흡이 가빠지며 신진대사가 자극되고 심장이 빠르게 뛴다.

이러한 과정에서 스트레스 반응이 점차 강해지면서 교감신경계가 자극되고 아드레날린과 노르아드레날린이 분비된다. 이와

> 사랑은 바위처럼 가만히 있는 것이 아니다. 사랑은 빵처럼 늘 새로 다시 만들어야 한다
> – 어슬러 K. 르귄

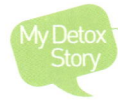

같은 뇌내 물질이 분비되면 첫째, 혈압이 올라가고 맥박이 빨라지는 생리적 변화가 일어나서 심장 혈관 내벽에 손상을 가져온다. 둘째, 지방이 많이 분비되어 혈중 지방이 높아지고 자연히 지방이 간에서 콜레스테롤로 전환되어 콜레스테롤 수치도 높게 나타난다. 따라서 이로 인한 관상동맥 질환을 일으킬 위험이 높다. 셋째, 혈중 혈소판의 응고성을 높여 동맥 혈관의 혈류를 막아 심장 질환을 야기시킨다. 넷째, 면역기능이 손상된다. 면역체계는 감정의 영향을 받기 때문에 스트레스를 받으면 면역력이 떨어지게 되고 따라서 암 등 각종 질병에 걸릴 가능성이 높아진다.

가장 최근에 이루어진 연구보고에 의하면, 분노 수준이 높은 사람들은 과식, 음주, 흡연도 많이 하기 때문에 대사증후군을 보일 가능성이 높다고 한다. 혈당 수준과 혈중 인슐린 수준이 높아지고 인슐린 저항이 생기며, 혈중 지방수준도 높아지고 체중이 증가되는 것이다.

건강한 신체와 원만한 인간관계를 유지하기 위해 제일 최우선적으로 관리해야 할 종목은 언제든 바꿀 수 있는 '마음'이라는 사실을 명심하자. 독소가 제거된 건강한 마음은 매력 넘치는 몸짱으로의 변신은 물론 그 어떤 이야기보다 더 큰 감동을 주는 리얼 스토리의 주인공으로 무한한 변신을 할 수 있게 해주기 때문이다.

이렇게 마음의 힘으로 일어선 사례는 우리가 잘 알고 있는 유

사랑은 지배하는 것이 아니라 자유를 주는 것이다 – 에리히 프롬

54

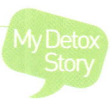

명한 경영자나 예술가, 역사가들에게서 종종 볼 수 있다. 아니, 그들이 마음의 힘으로 일어섰기 때문에 우리가 그들을 '유명 인사' 로 볼 수 있는 계기가 만들어진 것이라고 보아야 할 것이다.

'아이팟' 으로 잭팟을 터뜨린 애플컴퓨터의 스티브 잡스 회장 애기를 해보자. 그만큼 전 세계적으로 천당과 지옥을 오간 경영인은 드물 것이다. 스티브 잡스는 85년 자신이 창업한 애플컴퓨터 CEO 자리를 내놓아야 했다.

"나는 그 친구 스티브 잡스가 권총 자살을 하는 줄 알았다. 누구보다 불 같은 성격 때문에 스스로 그 치욕을 감당하기 어려울 것이라고 생각했다"며 그의 오랜 친구인 마이크 머리는 이렇게 우려했다. 약간은 오만하고 직선적인 성격 때문에 잡스가 크게 방황할 것이라고 판단한 것이다. 다행스럽게도 머리의 걱정은 기우였다. 일주일을 칩거한 잡스는 유럽 여행길에 오른다. 이탈리아에서 자전거 한 대와 두툼한 침낭을 구입해 유럽을 떠돌며 노숙 생활을 시작한다. 훗날 그가 보란 듯이 재기한 데는 이런 유럽에서의 낭인 생활이 한몫 했을 것이다.

지미 카터도 그랬다. 1980년 미국 대통령선거에서 '딴따라' 출신의 로널드 레이건에게 패배한 이 '전직 대통령' 은 조지아주에 있는 고향 집으로 돌아가 하루 종일 침대에서 나오지 않았다고 한다. 마치 인생이 끝나버린 것 같았기 때문이었으리라. 그러나 그는 2002년 노벨 평화상을 받는다. 아이티, 보스니아, 베네

결혼을 신성하게 할 수 있는 것은 오직 사랑이며, 진정한 결혼은 사랑으로 신성해진 결혼뿐이다 - 톨스토이

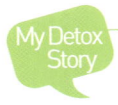

수엘라 분쟁 등을 성공적으로 중재하면서 그는 자신이 '옛날 사람'이 아니라는 점을 입증한 것이다.

잡스가 실직했을 때, 혹은 카터가 낙선했을 때 신야 박사라면 이렇게 마음 관리를 하라고 조언하지 않았을까. "다른 사람에 대한 분노, 자신에 대한 비난을 감수해야 합니다. '실패한 CEO'라는 꼬리표를 붙이게 된 현실을 인정하세요. 그러면서 자신의 가치를 다시 한 번 생각해 보세요. 그러면 새로운 기회의 문이 열릴 것입니다. 물론 서두르지 마세요. 훌훌 털고 여행을 떠나는 것도 좋은 방법입니다"라고 말이다.

남쪽의 섬, 제주도의 아름다운 모습을 평생 동안 고요한 사진으로 담아냈던 사진가 김영갑 선생님의 경우도 그렇다. 온 몸이 굳어가는 육체의 병도 사진을 향한 그의 마음까지 꺾지는 못했다. 제주 삼달리에 있는 전시관에 가 보면 그의 정신이 얼마나 올곧게 육체를 이겨왔는지 느낄 수 있다. 폐교 운동장에 쌓인 제주의 성격을 닮은 돌무더기와 오랜 시간을 준비하고 기다려야만 담아낼 수 있는 사진들. 이는 가난과 정신 분열로 힘들어하면서도 최고의 작품을 남긴 고흐나, 들리지 않는 귀로도 대작을 만들어냈던 베토벤과 전혀 다르지 않은 '마음의 승리'일 것이다.

인간학의 백과사전이라 할 수 있는 〈사기〉의 저자인 사마천도 마찬가지이다. 사마천은 패장 이릉을 옹호한 죄로 생식기를 제거당하는 형을 받았는데, 그 굴욕을 이겨내고 〈사기〉의 완성에

사랑이란 쉽게 변하기에 더욱 사랑해야 합니다 – 서머셋

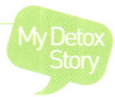

모든 열의를 쏟아 부었다. 사마천은 '인간은 분노나 울분에서 자극을 받아 큰 능력을 발휘하는 것이다' 라는 말을 남겼는데, 그만큼 〈사기〉 70여권에는 사마천 자신이 철저하게 투영되어 있으며 현실을 냉철하게 직시하고 불운을 극복한 인간의 삶의 방식이 배어 있다.

내 속엔 내가 너무도 많아

사실 대다수의 경우 경제적으로 문제가 생기면, 정신을 바짝 차리고 문제와 마주한다. 하지만 심적인 문제에 대해서는 정면으로 대치하기 보다는 회피하거나 무시하면서 세월과 더불어 자연스레 해결되기를 바라는 경향이 많다. 그냥 마음 속으로 적당히 앓다 보면 언젠가 좋아지겠지 하는 식의 막연한 기대가 결국 마음의 그림자를 바로 볼 수 없게 한다.

누군가와 얘기를 나누다가 버럭 화부터 낸다거나, 차를 운전하다가 '나도 모르게' 입에서 욕설이 튀어나온 순간, 점잖은 처지에 어떻게 자신의 입에서 그런 욕설이 나왔는지 겸연쩍어 얼굴을 붉힌 경험이 있을 것이다. 이는 사소한 계기에 순간적으로 무의식의 '아픈 곳' 이 건드려지면서 무의식의 그림자가 통제할 겨를도 없이 먼저 튀어나왔기 때문이다.

스위스의 정신의학자이며 분석심리학자인 칼 구스타프 융은

> 어려움 속에서 밑천을 모으다 보면 그 과정에서 여러 가지 지혜와 지식이 생긴다
> – 오타니 요네타로

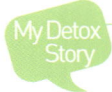

'그림자'란 무의식 속의 '다르게 하고 싶은 마음'으로, 그 열등한 인격 속에는 의식생활의 법과 규칙을 따르지 않으려는 불순종이 들어 있다고 말한다. 고대 그리스인들은 이 그림자를 영혼과 동일시하여 만질 수는 없지만 항시 사람의 '뒤에 따르는 자'라고도 하였다.

사실 사람들과 일을 하고 부딪히며 지내다 보면, 왠지 모르게 공연히 싫은 사람, 이유 없이 비위에 거슬리는 동료, 선후배가 있을 수 있다. 나아가 '주는 것 없이 밉다, 사람이 덜 되었다, 간사하다, 꼬장꼬장하다, 더럽고 치사하고 추잡하다, 여우 같다, 건방지다, 속물이다, 거짓말쟁이다, 까탈스럽다'며 감정 섞인 말투로 남을 비평할 때가 있다. 이는 자기 안의 그림자가 투사되고 있을 가능성을 대변하는 것으로, 살아가는 가운데 여러 가지 대인관계의 우여곡절, 오해, 모함, 실망, 질투 등 각종 불쾌한 경험과 자신의 실수를 통해서 우리는 어느 정도 자신의 그림자를 인식한다.

문제는 자기를 향하여 드러나려는 무의식의 그림자를 애써 외면하거나 모른 척하려는 자세이다. 그림자를 인식한다는 것이 결코 편안한 마음으로 쉽게 되는 것은 아니다. 그림자는 힘든 '삶의 고통'과 '자기 침묵'을 통해서 만날 수 있으며, 그 고통과 침묵 속에서 비로소 의식화된 그림자를 용기와 의지를 갖고 처리함으로써 비로소 그림자는 빛으로 승화된다.

58

칼 구스타프 융이 밝고 어두운 심리적 대극의 합일로서 전체정
신에 도달하는 자기실현이 가능하다고 하는 것이나, 동양사상에
서 음양이 합쳐 도道를 이룬다는 것이나 모두 무의식의 그림자와
의 '직접 대면'을 중요시 하고 있는 것이다.

'남을 비판하지 말라', '소경이 어떻게 소경의 길잡이가 될 수
있겠느냐', '너의 형제의 눈 속에 든 티는 보면서도 어째서 제 눈
속에 들어 있는 들보는 깨닫지 못하느냐', '제 눈 속에 있는 들보
도 보지 못하면서 어떻게 형제의 눈에서 티를 빼주겠다고 하겠
느냐, 먼저 네 눈에서 들보를 빼어라. 그래야 눈이 잘 보여 형제
의 눈 속에 있는 티를 꺼낼 수 있다'며 성경 또한 자기자신의 무
의식의 그림자를 먼저 인식하라는 메시지를 전하고 있다.

뿐만 아니라, 유교에서도 수기치인修己治人, 수기안인修己安人, 수
신제가修身齊家라 하여 남을 다스리기에 앞서 먼저 자기 수도할 것
을 강조하였다.

힌두교의 전설에 이런 이야기가 있다. 사람도 세상이 맨 처음
만들어졌을 때는 신이었는데, 사람들이 신적 능력을 아무 때나
함부로 남용을 하여 결국 다른 신들의 노여움을 사게 된다. 그리
하여 신들 중에서 가장 높은 범천왕은 마침내 인간들에게서 신
의 능력과 자격을 박탈하기로 하고, 인간들한테서 회수한 신성
을 깊숙한 땅속이나 높은 산, 깊은 바다에 숨겨둘까 고민을 하지
만 아무래도 인간의 손길이 닿지 않을 만한 곳은 아무 데도 없다

철학은 비철학적인, 과
학은 비과학적인, 예술
은 비예술적인 것과의
관계 속에서만 제대로
실현될 수 있다 – 들뢰
즈 (미학자 美學者)

극과 극은 통한다.
〈보왕삼매론〉에서 엿보는 지혜

'막히는 것에서 도리에 통하는 것이며, 통함을 구하는 것이 도리어 막히는 것'이라며 장애 가운데서 부처는 보리도를 얻었다고 한다. 우리가 통상 회피하고 있는 무의식과 마음 속의 그림자를 마주하는 부처의 지혜를 만나보자.

1. 몸에 병 없기를 바라지 말라. 몸에 병이 없으면 탐욕이 생기기 쉬우니 병으로 양약을 삼아라.

2. 세상살이에 곤란 없기를 바라지 말라. 세상살이에 곤란이 없으면 업신여기는 마음과 사치하는 마음이 생기니 근심과 곤란으로써 세상을 살아가라.

3. 공부하는 데 마음에 장애가 없기를 바라지 말라. 마음에 장애가 없으면 배우는 것이 넘치게 되니 장애 속에서 해탈을 얻으라.

4. 수행하는 데 마魔가 없기를 바라지 말라. 수행하는 데 마가 없으면 서원誓願이 굳게 되지 못하니 모든 마군을 수행을 도와주는 벗으로 삼으라.

5. 일을 꾀하되 쉽게 되기를 바라지 말라. 일이 쉽게 되면 뜻을 경솔한 데 두게 되니 여러 겁을 겪어 일을 성취하라.

6. 친구를 사귀되 내가 이롭기를 바라지 말라. 내가 이롭고자 하면 의리를 상하게 되니 순결로써 사귐을 길게 하라.

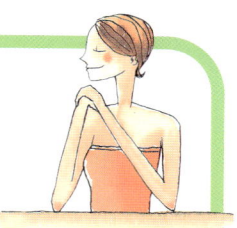

7. 남이 내 뜻대로 순종해 주기를 바라지 말라. 남이 내 뜻대로 순종
해 주면 마음이 스스로 교만해지니 내 뜻에 맞지 않는 사람들로 원
림團林을 삼으라.

8. 공덕을 베풀려면 과보果報를 바라지 말라. 과보를 바라면 도모하는
뜻을 가지게 되므로 덕 베푼 것을 헌신처럼 버려라.

9. 이익을 분에 넘치게 바라지 말라. 이익이 분에 넘치면 어리석은 마
음이 생기니 적은 이익으로 부자가 되라.

10. 억울함을 당해 밝히려고 하지 말라. 억울함을 밝히면 원망하는 마
음이 커지니 억울함 당하는 것을 수행의 본분으로 삼으라.

세상살이가 더 빠르고 복잡하게 어려워지는 요즘이야말로 마음 속에
빡빡하게 채워진 무의식과 마음의 그림자를 넓고 탁 트인 곳으로 끌
어내어 이와 통할 줄 아는 지혜와 용기가 필요한 때이다. 또한 그림
자를 없애는 것이 아닌 그 그림자와 더불어 사는 법을 배워야 한다.
이제는 자기 마음과의 소통을 원활히 하는 것이 곧 시대를 리드하는
경쟁력을 갖추는 것이다. 이런 의미에서 불교의 〈보왕삼매론〉은 성불
하고자 하는 불자뿐만 아니라 이 시대를 살고 있는 우리에게도 지혜
로운 삶의 가이드가 될 수 있을 듯 싶다.

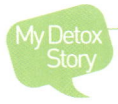
는 결론을 내리게 된다. 깊은 생각에 잠겼던 범천왕은 설마 인간들의 생각이 여기까지 미치겠느냐며 인간의 신성을 숨기는 유일한 방법으로 인간 그 자신의 내면 가장 깊숙한 어느 곳에 숨겨두도록 하였다.

이때부터 인간들은 잃어버린 그 무엇인가를 찾아 산에 오르고 땅을 파 뒤지고 바닷속에 뛰어들기도 하면서 온 지구를 샅샅이 헤매며 끝없는 탐험과 탐색을 계속해오고 있다는 것이다. 그렇게 찾아 헤매는 그 무엇이 먼 데 있는 것이 아니라 바로 자기 자신 속에 있다는 사실을 까맣게 잊은 채 밖으로 밖으로만 끝없이 찾아 헤매고 있다는 내용의 이야기이다. 이는 문제를 풀기 위해서는 밖이 아닌 안을 들여다 보아야 한다는 뜻이며 우리에게 의미하는 바가 크다고 본다.

요즘 마음 한구석이 갑갑하고 원인도 모른 채 마음고생을 하고 있다면, 성자나 도인이 되는 심정은 아니더라도 잠시 차분하게 자신의 그림자, 자신의 무의식, 자신의 마음이 어떤 모습으로 무어라 말하는지 조용히 그 소리를 들으며 응시해 보자. 나의 그림자는 속앓이를 하고 있는 마음병의 원인과 해법을 잘 알고 있다니 말이다.

현대인에게 가장 결핍
되어 있는 것은 자기
직업에 대한 애정이다
– 로댕

62

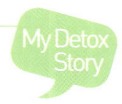

내 마음에 2%만 더 채워줘

멈춰 있는 물正水에 자신이 지금 어떤 얼굴을 하고 있는지 비춰 보고, 자신의 마음에 먼지가 쌓이지 않도록 노력하여, 상대의 진정한 모습을 볼 수 있는 눈을 가지라는 뜻의, 〈장자〉에서 유래된 '명경지수明鏡止水' 라는 한자어가 있다. 자신의 마음에 먼지가 쌓이지 않도록 들여다 본다는 것 자체가 어딘지 좀 어색하고 귀찮게 여겨져서 별 관심을 기울이지 않으며 사는 것이 현대인의 실정이다. 그러나 자신의 마음 속을 들여다 본다는 것이 그리 어렵고 힘든 것만은 아니다. 일례로 몇 해전 NHK에 방영된 〈겨울연가〉라는 드라마 속의 욘사마에 열광하던 일본의 중년여성들을 참고해 보자.

일본에 소개된 국내의 영상작품 속의 등장인물들은 그녀들의 지루한 일상생활과 탄력을 잃었던 마음에 분명 활기를 불어 넣었다. 그녀들은 한국배우들의 모습과 이미지에 이끌려 삼삼오오 짝을 지어 그녀들의 우상이 남긴 흔적을 찾아 먼 길도 마다하지 않고 한국을 찾았다.

이러한 현상을 보면 마음을 공부하고 마음이 건강하기를 바라는 우리가 참고할 부분이 크다. 일본의 중년여성들은 드라마를 보면서 오랫동안 처박아두었던 구두에 광택을 입혀 반짝거리는 새 구두처럼 자신을 만들겠다고 각오라도 한 듯이 드라마를 단

불치의 질병은 없다. 다만 불치의 환자가 존재 한다 – 버니시겔

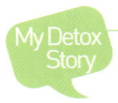
순한 재미로만 보지 않았다. 오히려 드라마를 보면서 많이 느끼고 생각했다. 무의식 속에 담아 두었던 자아의 그림자를 꺼내어 정면으로 마주하면서 '달라지겠다' 는 그녀들의 건전한 변심과 탈선(?) 의욕이 자기변화와 자기반성은 물론 자기계발의 계기로 이어졌다. 한국배우들의 대사를 알아 듣고 이해하기 위해 한국어를 배우거나 여행에 나서는 등 자기보충과 자기강화의 밑거름으로 지혜롭게 활용한 것이다.

이제는 일본의 건강잡지나 TV의 건강 프로그램에 등장하는 정신과 의사들마다 좋아하는 드라마나 영화배우를 가슴 설레며 보는 것도 마음건강 관리에 좋은 방법이라며 적극 권장하고 나설 정도이다. 좋아하는 대상을 상상하면 우리 뇌에서 α 파가 발생하는데 이 α 파는 뇌를 자극, 뇌 속에서 모르핀 성질을 가진 '뇌내 모르핀'을 발생시키기 때문에 기분을 좋게 해주는 것은 물론 실제로 몸 속에 있는 통증을 완화시켜주는 역할을 한다.

이처럼 마음건강을 위한 방법은 어려운 데 있는 것이 아니다. 오래 전에 보았던 영화 한편이나 좋아했던 배우, 음악이 있다면 지금 당장 한동안 쌓인 먼지를 털어버리고 다시 한번 흐뭇하게 마음 속에 담아보는 것도 좋을 듯싶다.

환자 치료의 비법은 환자에 대한 관심에 있다
- 프란시스 피바디

일상생활에서 손쉽게 할 수 있는 마음 해독법

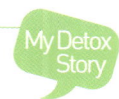

'공사다망하게 지내면서도 마음 한구석이 초조하다', '해야 할 것이 있는데도 그다지 하고픈 마음이 생기지 않는다', '고민이 많아서 잠이 잘 오지 않는다' 등등… 이는 뒷목 주변과 어깨가 결려 몸이 찌뿌드드한 것처럼 스트레스로 마음이 결리기 때문에 느껴지는 일련의 마음병 증세들이다.

혈액순환이 유연하고도 건강한 신체를 위한 기본조건이라면, 감정과 감성은 마음건강의 기본이다. 스트레스로 마음의 건강을 상실하게 되면 잘 웃지도 울지도 못하고 감동도 잘 못한다. 이어서 의욕상실, 불안초조, 자율신경장애를 일으켜 우울증, 공황, 대인기피 등과 같은 마음병을 심화시킨다.

마음을 결리게 하였던 독소를 제거하기 위한 간편한 방법들을 소개한다. 마음해독 실천법으로 복잡하게 얽혀있는 문제를 풀어버리고 말끔하게 정돈된 자리에 하얀 '여백'을 자신에게 헌정해보자.

자기애自己愛 · 자신과의 관계를 개선하라

스트레스를 다스리고 마음을 쾌적하게 유지하기 위해서는 자기관계의 점검을 통한 자기애가 우선이다. 내 안에는 예의 바른 어른의 모습과 철부지 어린아이의 모습이 공존하고 있다. 평소

환자를 대하는 현대의 동정은 우울하다. 질병의 종류는 어떤 것이든 다른 것 가운데서 권장받을 만한 것이 아니다
– 오스카 와일드

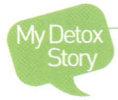

'이러면 안되지' 라며 눌러두었던 내 안의 어린 나를 향하여 말을 걸어보자. 맘 한구석에 밀어두었던 어린 나를 끄집어내어 참고 견뎌내느라 수고했다는 위로와 칭찬을 해주자. 처음은 멋쩍겠지만 자신을 향한 몇 마디에 가슴이 따뜻해짐을 느낄 것이다.

이어서 자신만의 행복한 시간을 하루 한번씩 가져보자. 거래처 접대하듯이 극진히 자신을 대접하는 것은 불쾌감과 피로감에 의한 스트레스를 미연에 예방한다.

호흡 · 제대로 세면서 숨 쉬어라

좌선에서는 수식관數息觀이라 하여 자신의 호흡을 세는 수행을 가장 먼저 익힌다. 굳이 수행자가 아니더라도 보통사람들도 뭔가 각오를 다지거나 생각에 잠길 때 자세를 고쳐 잡고 숨을 고른다.

하지만 기왕에 하는 숨 고르기라면 거칠게 내몰아 쉬지만 말고 숫자를 세면서 숨을 쉬어 보자. 이러한 방식의 호흡은 우울증 치료제로 애용되고 있는 세로토닌과 밀접한 관련이 있다. 일본 하마마쯔 의과대학의 다까다 아끼카즈高田明和 명예교수는 세로토닌을 약물성분이 아닌 자연호르몬의 형태로 분비시킬 수 있는 방법으로 바른 호흡자세를 강조한다. 깊고 천천히 숨을 들이마시고 뱉는 방식의 호흡은 혈중 이산화탄소량을 늘려 호흡중추를 자극하고, 이 자극이 결과적으로 세로토닌을 분비시킨다는 것이다. 들쭉날쭉한 호흡은 세로토닌 분비도 일정하지 않게 만들므

환자는 일반적인 경과에 따라 치유되는 것이 아니라 환자 자신의 기대에 맞추어 치유된다 - 앤드류 매튜스

로 안정효과가 크지 않으니 천천히 수를 세어가며 호흡에 집중하다 보면 절로 마음이 차분해짐을 느낄 수 있을 것이다.

스트레칭 · 마음이 꼬일수록 몸을 비틀어라

스트레스로 경직된 마음을 풀려면 몸의 힘을 빼는 것이 중요하다. 그러나 아무리 힘을 빼려 하여도 무의식 중에 몸 속으로 힘이 또다시 들어가기 마련이다. 이때마다 1분씩이라도 짬짬이 스트레칭을 하면 경직된 몸이 풀리고 막혔던 기운이 돌면서 마음이 편안해진다.

언제 어디서든 마음이 갑갑하게 느껴질 때는 깍지 낀 양손을 뒷목에 놓고 좌우로 번갈아 가며 몸통을 비틀거나 양 어깨를 으쓱으쓱 유아체조를 하듯이 동시에 올렸다 내렸다 해보자. 스트레칭을 할 때는 기분 좋게 느껴지는 방향으로 몸을 움직이고, 이어서 몸의 힘을 빼는 것을 기본 움직임으로 한다. 이것을 천천히 몇 번씩 반복하면서 뻐근하게 느껴지는 부분이 어디쯤인지 몸과 마음이 하나가 되어 대화를 나누도록 한다.

이때 아프게 느껴지는 부분을 무리하게 비틀거나 늘리지 않도록 주의한다. 기분 좋게 느껴지는 정도로 천천히 움직여서 몸 안의 미묘한 감각을 확실히 느끼도록 한다. 몸의 느낌을 마주하며 스트레칭을 하다 보면 저절로 마음이 평온해진다.

현대 영양학은 영양과잉 상태에 있는 환자들에게조차 영양을 섭취하도록 요구하고 있다
– 하라자끼 유지

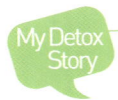
초콜릿 · 신의 감로주를 마셔라

"쾌락에 빠져 과음한 사람들, 밤새 일하면서 보낸 사람들, 현명하나 일시적으로 바보가 되었다고 느끼는 사람들, 생각의 자유를 박탈당하고 고정관념으로 고통 받는 사람들. 이들 모두는 내가 '번민하는 자들의 초콜릿'이라 이름 붙인 맛좋은 초콜릿을 0.5리터만 마셔보라."

이것은 프랑스의 미식가였던 앙텔므 브리야 사바렝의 초콜릿 찬사이다. 그의 찬사대로 초콜릿에는 사고작용을 높이고 이뇨작용을 하는 데오브로민, 피로를 풀어주고 뇌의 움직임을 돕는 당분, 정신을 안정시키는 페닐에틸아민, 암과 노화를 방지하는 에피카테킨, 타닌 뿐만 아니라 각종 무기질과 칼륨, 마그네슘 등의 성분이 풍부하게 함유되어 있다. 그리고 카페인 역시 커피 한잔의 2~5% 정도밖에 들어 있지 않고 생각보다 칼로리도 높지 않기 때문에 카페인에 민감한 사람이나 살찔 염려가 있는 사람들도 과하지만 않다면 섭취에 문제가 없다.

이런 이유를 배경으로 프랑스 노화예방분야 권위자인 클라르 쇼샤르 박사는 오후 4시에서 6시 사이에 코코아가 70% 이상 함유된 다크 초콜릿을 먹으라고 적극 권장한다. 초콜릿 안에 들어 있는 여러 가지 영양 성분이 자칫 피곤하기 쉬운 오후시간에 활력을 줄 수 있기 때문이다. 마음에 미치는 영향을 생각해서 때때로 따끈한 코코아 한잔이나 초콜릿 한 조각 어떨까?

우리는 오래 살기 위해서가 아니라 옳게 살기 위해서 노력해야 한다 – 세네카

일상 · 사소한 것들에 주목하라

마음의 결림 현상은 자연스러운 흐름을 거스르면서, 즉 자신의 아집으로 순리에 역행하기 때문에 스트레스가 쌓여 나타나게 된다. 스트레스로 인한 마음병을 고치겠다며 약물과 주사에 의존하여 마음조차 약물에 중독된다면 인간으로서 이보다 서글픈 일이 어디 있을까 싶다. 약물보다는 자연치유법이 역시 부작용도 없고 가장 인간다운 방법이다.

방전된 자기 에너지를 재충전하기 위해 명상, 산책, 독서, 음악 감상, 취미활동, 여행 등과 같은 취미를 가져보자. 만약 이것이 어렵고 자신과 거리가 먼 것처럼 여겨진다면 일상생활 주변을 한번 둘러보자. 불필요한 약속 줄이기, 자주 감동하기, 자주 미소 짓기, 바른 자세 갖기, 일기쓰기, 자연 바라보기, 존경하는 분과 얘기 나누기 등 사소한 듯 보이지만 마음건강을 챙길 수 있는 비책들을 발견할 수 있을 것이다.

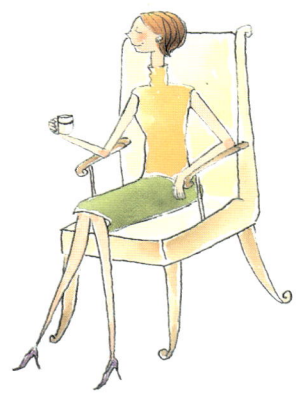

현명한 사람은 모든 것을 자기 내부에서 찾고 어리석은 사람은 모든 것을 타인들 속에서 찾는다 – 공자

마음의 데톡스

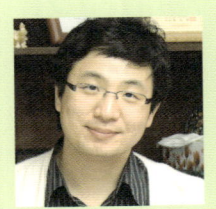

노규식
정신의학박사·
휴클리닉 원장

독毒이라는 것은 생체에서 물리·화학적 반응을 통해서 생리적으로 어떤 해로운 변조變調를 일으키는 것으로 정의할 수 있다. 하지만 독을 잘 쓰면 약이 되고 약을 잘못 쓰면 그것이 바로 독이 되는 것이니 한마디로 규정짓기는 어렵다. 예로부터 의학은, 특히 약제의 개발에 있어서 이런 독물毒物을 이롭게 사용하려는 시도를 통해 많은 발전이 있었다.

비단 신체의 독뿐만이 아니라 마음의 독도 마찬가지라 할 수 있다. 잘 쓰면 우리 마음에 이로운 영향을 주지만 잘못하면 마음을 해치게 되는 것을 마음의 독이라고 정의할 수 있다. 그러면 그러한 마음의 독에는 어떤 것들이 있을까?

크게는 두 가지로 나누어 볼 수 있다. 하나는 어떠한 충격적인 사건에서 비롯되는 것이다. 가족이나 사랑하는 사람의 사망, 이별, 이혼, 신체적 폭행, 시험에서의 불합격이나 직장에서의 해고, 자동차 사고와 같은 것들이 그것이다. 이러한 사건들은 사람이라면 거의 누구나 충격을 받을 만한 사건들전쟁, 폭행, 강간, 대구 지하철이나 삼풍 백화점 붕괴와 같은 대형참사과 각 개인에 따라서 충격이 크기도 하고 별 영향 없이 지나가는 사건들로 나누어 볼 수 있다. 어느 경우이든, 이러한 사건으로 인해 마음에 독이 생기게 되면 잠을 못 자고, 초조함이 생기거나 사람이 멍해지게 된다. 또 그 사건들이 자꾸 기억에 떠올라서 괴로움을 겪게 되고 그 사건과 관련이 있는 장소나 사람을 피하게 되기도 한다. 우울해지거나 반대로 극도로 예민하거나 폭력적인 성향을 갖게 되기도 한다. 이러한 변화는 뇌에서 세로토닌이나 노르에피네프린이라고 하는 신경 전달물질신경세포들 사이의 신호를 전달하는 작용에 관여하는 물질이 부족해져서 발생하는 것으로 밝혀지고 있다. 이런 상태에 있는 사람의 뇌에는 매우 빠른 주파수의 뇌파가 비정상적으로 증가한다. 대개, 이러한 상태를 경험하게 되면 직장이나 학교에서 휴식을 얻는다든지, 그래도 안되면 신경정신과 전문의를 찾게 되는 경우가 많다. 왜냐하면 그 독의 작용이 하도 커서 그냥 견디며 지내기가 매우 어렵고 일상생활에 지장이 매우 많기 때문이다.

이와는 다르게 사람들이 일상생활 속에서 자기도 모르게 노출되는 독이 있다. 그런 것들의 예를 들면 날마다 계획하기, 한번에 여러 가지 일을 해야 하는 성격, 강한 승부욕, 출세지향적, 쉬는 것에 죄책감을 느끼는 스타일, 늦어지는 것을 못 참는 성격, 지나친 충성심을 들 수 있다. 언뜻 보면 잘 이해가 안 되는 것들이다. 매일 치밀하게 계획을 해야 일을 잘 마칠 수 있고 그것이 스트레스를 줄일 것 같은데 말이다. 한 번에 여러 가지 일을 하는 것은 히딩크도 강조한 능력 아닌가.

앞서 언급했던 내용을 다시 한번 상기해 보자. 독이라는 것은 잘 쓰면 약이 될 수도 있고, 약도 잘 못 쓰거나 지나치면 독이 될 수 있다는 사실을 말이다. 잠자는 숲 속의 공주를 기억해 보자. 성안의 모든 바늘을 다 없앴지만 결국 바늘에 찔리는 일은 생기고 만다. 계획을 세우고 세상의 일이 그대로 돌아가기를 바라는 마음은 계획대로 되지 않을 때에 깊은 실망감과 분노를 가져올 수 있다. 이런 것들이 한 두 번은 괜찮을 수 있지만 1~2년씩 지속되는 것이라면 이야기가 달라진다. 강한 승부욕, 조급함, 일 중독적 성향, 이들 모두는 조직과 전문 분야에서 성공하기 위해서 필요하고 유익한 것들이지만, 자칫하면 조금씩 몸 속에 쌓여서 독으로 작용하게 되는 것들이다. 충성심도 마찬가지이다. 충성과 보상심리가 결합해서 비현실적인 기대를 갖고, 그 기대가 배신을 당하면 큰 상처를 받는 경우를 자주 본다.

이러한 독이 우리 몸과 마음에 쌓이게 되면 우리는 종종 무력함을 느끼거나 매우 예민해져서 주위 사람들에게 짜증을 내거나 사람들을 피하게 된다. 가족들과도 상처를 주는 대화가 자주 오가게 되고, 뿐만 아니라 신체적 변화도 생겨 두통이나 근육통, 불면증, 여성의 경우 생리통의 악화나 주기의 불규칙함을 가져오기도 한다. 소위 스트레스 증후군으로 알려진 증상들이 생기기 시작하는 것이다.

최근에는 이러한 증후군들을 신체의 여러 가지 변인들 즉, 심장박동, 피부 온도와 전도도, 뇌파의 조성 등을 이용하여 비교적 객관적으로 측정해 볼 수 있다. 이러한 독에 의한 증상은 스스로도 느끼지 못하고 자신의 신체, 특히 면역체계를 파괴할 수 있으므로 미리미리 점검해 보는 것이 좋다.

그리고 예방과 해결을 위해서는 당연히 독이 되는 요소들을 최대한 없애는 것이 중요하다. 그 중에서도 우리에게 부지불식간에 노출되는 독을 조심해야 한다. 당연하다고 믿고 있는 것들도 독으로 작용할 수 있다는 것을 잘 인식해야 한다. 그리고 스스로에게 질문해 보자. 내 인생에서 정말로 내가 무엇을 원하는지, 아니면 어떤 보상을 원하고 있는 건 아닌지, 만일 답이 분명치 않거든 이러한 독을 찾고 해독하는 전문가, 정신과 의사를 만나보라. 여러분들의 마음 속에 몰래 들어와 있는 독을 발견하기만 해도 반쯤은 해독을 한 것이나 다름없다.

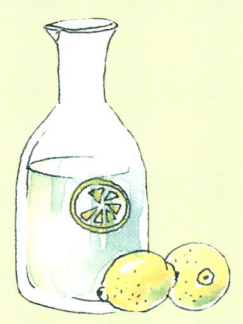

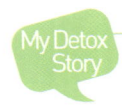

명상 해독

명상이라고 하면 너무 쉽게, 혹은 막연하게 느껴질지 모르지만 사실 명상만큼 빠르고 정확하게 정신적 스트레스를 다스려주는 것도 없다. 보통 명상이라고 하면 눈을 감고 가부좌를 틀고 뭔가 진리에 도달하기 위해 애를 쓰거나 자연의 이치를 깨달아야 한다고 생각하기 쉽지만 사실 명상은 자연스러워야 한다. 물론 명상이 개인과 우주가 만나는 통로이고, 지혜를 깨달을 수 있는 기회이기는 하지만 처음부터 억지로, 힘든 것을 참아가며 할 필요는 없다.

명상의 장점 중 가장 큰 것은 특별한 기구나 장치를 필요로 하지 않고 아주 짧은 시간 동안 누구에게도 알리지 않고 혼자 행할 수 있다는 것이다. 지하철이나 버스를 타고 이동하면서, 자기 전에, 회의 하기 전에, 일하기 전에 등등. 언제 어디서든 마음만 먹으면 5분 내외의 짧은 시간으로 무한한 에너지를 얻을 수 있다.

그렇다면 명상은 어떻게 하는 것이 가장 효과적인 것일까. 많은 명상법이 나와 있고, 또 요가나 단전호흡 등에서도 명상을 중요하게 생각하며 가르치기도 하지만 여기에서는 누구나 할 수 있는 쉬운 명상법 일명 '모모에게 말해봐' 와 함께 일본의 예방의학자인 하루야마 시게오 박사가 주창한 '플러스 발상 명상법' 을 소개해 보고자 한다.

말하자 마자 행동하는 사람 그것이 가치있는 사람이다 - 엔니웃스

74

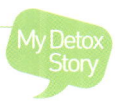

모모에게 말해봐

　사실 명상을 처음 시작하는 사람에게 가부좌를 틀고 앉아 손을 무릎에 얹고 단전에 힘을 주고 정수리의 호흡구멍을 열어 우주의 기를 받아 보라는 등의 주문은 너무나 어렵다. 눈을 감고 앉아 있어봐야 '무념무상'의 상태는커녕 온갖 생각이 잡동사니처럼 쏟아져 나와 오히려 정신이 산만해지곤 한다.

　이럴 때는 오히려 조용한 장소에서 스스로에게 말을 걸고 누군가에게 말을 하는 듯한 방법을 써보는 것이 좋다.

　미하엘 엔데의 〈모모〉라는 소설을 보면 고민이 있는 사람들이 모두 어린 모모에게 고민을 털어 놓고 해답을 얻어가는 장면이 나온다. 소설 내의 안타고니스트인 회색 사나이마저도 모모에게는 무언가 얘기할 수 밖에 없는 매력을 느끼는데 이 모모에게는 어떤 재주가 있었던 것일까. 심리학을 공부한 학자도 아니고 정신과 의사도 아닌 보통, 아니 오히려 일반적인 교육을 받지 못한 아이였던 모모에게 있었던 재주는 바로 '잘 듣는 것'이었다. 이는 다시 말하면 누군가에게 내 이야기를 털어 놓으면 머릿속을 복잡하게 만드는 수 많은 문제들이 어느 정도 정리되고 사라진다는 이야기로 해석할 수도 있다.

　사실 살아가면서 과연 누구를 믿고 내 이야기를 털어놓을 수 있을까. 오늘의 적이 내일의 동지가 되고 내일의 동지가 모레의

현명한 사람은 적으로부터 많은 것을 배운다
– 아리스토파네스

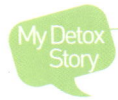

적이 될 가능성이 다분한 현대의 인간관계 속에서 사실 사람들은 모두 '모모' 같은 존재가 필요하다. 그 대상은 집에서 키우는 애완동물이 되어도 좋고 애정을 가지고 키우는 식물 한 그루가 되어도 좋다. 이도 저도 없으면 평소에 베고 자는 베개를 끌어안고서라도 이야기를 풀어보자.

사실 머릿속을 헤집고 다니는 백만 스물 한가지의 생각 중에서 진정으로 날 괴롭히고 있는 고민거리는 한 두 가지, 많아 봐야 다섯 가지를 넘기지 않는다. 다만 생각과 생각이 종결되어지지 않은 채 맞물리고 얽혀서 복잡하게 느껴질 뿐이다. 이러한 생각의 실타래는 말로 표현할 때 때로는 소멸되고 때로는 힘을 가지게 된다. 그리고 가슴으로만 끙끙거리며 끌어안고 있던 고민이 입 밖으로 나와 구체화 되었을 때 의외로 별로 고민스럽지 않게 되는 것도 많이 있다.

자, 이렇게 한 번 해보자.

아무도 없는 공간에 따뜻한 차를 한잔 가져다 놓거나 시원한 물을 한잔 떠 놓고 편안하게 앉는다. 무언가 '대상' 이 필요하다면 앞에서 이야기한 애완동물에서부터 식물 혹은 베개라도 앞에 가져다 놓는다. 그 대상에게 이름이 있다면 이름을 부르고 없다면 이름을 붙여 주자. '모모' 라고 해도 좋다. 그리고 말을 걸어보자. 모모에게, 혹은 그 무엇에게.

이렇게 들으면 참 쉬워 보이지만 사실 내면의 것을 밖으로 음

널리 배우고, 자세히 묻고, 신중히 생각하고, 명백히 깨치고, 지그시 실행하라 - 중용

76

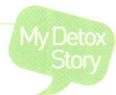

성화 해서 끄집어 내기까지가 의외로 힘들다. 예를 들어 투자를 잘못해서 수천 만원의 손해를 보았다던가, 자식이 삐뚤게 나갔다던가, 직장을 잃었다던가 하는 사실들이 머릿속에 머물 때는 그 실체가 보이지 않는 막연한 근심덩어리였다면 일단 말로 뱉어버리면 그때부터 그 근심은 해결을 요구하며 실체를 가지고 살아 움직이기 때문이다. 그리고 우리는 이 사실을 본능적으로 알고 있다. 말로 해버리면 차마 받아들일 용기가 나지 않아서 자꾸 외면하고 싶어하는 것이다.

하지만 이런 걱정들을 그냥 보따리로 싸 안고 있으면 그것은 백날 천날 걱정 보따리이다. 보따리를 풀어서 실체를 직면해야 해결점도 보이고 나아갈 길도 보이는 것이다. 사물에게 말 걸기, 혹은 스스로에게 말 걸기는 이 보따리를 내려놓고 매듭을 푸는 중요한 과정이다.

처음에는 분명 넋두리로 시작하게 된다. '모모야, 세상에 이럴 수가 있니, 내가 어떻게 살아왔는데' 라는 넋두리를 하다 보면 서러움에 눈물이 나기도 하고 헛헛함에 웃음이 새어 나올 수도 있다. 멈추지 말자. 계속하자. 그렇게 말을 걸며 속에 있는 이야기를 쏟아 내다보면 어느 순간 자기 입장이 정리가 되기 시작한다. 생각의 실타래가 말이라는 물레를 거쳐 조금씩 정리가 되는 것이다.

그러다 보면 자기 나름대로의 이해를 기반으로 단단하게 구축

경험이란 헤아릴 수 없는 값을 치른 보물이다 – 세익스피어

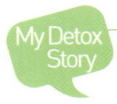

했던 '비합리적 사고의 오류'를 인식할 수 있게 되어서 '그래, 그럴 수도 있지' 혹은 '그래, 이렇게 해보면 어떨까' 라는 사고의 유연성이 생기고 어느 새 마음이 안정됨을 느끼게 된다.

이 과정이 익숙해졌으면 수첩이나 종이에 한번 고민이 되었던 것을 적어보자. 이렇게 말로 풀기 전에는 쓰기조차 막막했던 것들이 하나 둘씩 글로 표현될 것이다. 번호도 매기고 고민거리 옆에는 괄호도 하나씩 만들어 보자. 그리고 며칠 뒤에 몇 주 뒤에 혹은 몇 달 뒤에 그 수첩을 펴서 해결이 된 것에는 체크 표시를 해보자. 그리고 당시에 내가 무슨 고민을 했었는지 한 번 들여다 보자. 분명 열 개 중에 여덟 개는 왜 이런 고민을 했을까 의아한 항목일 테고 그 중 대다수는 해결이 되었거나 해결되어가는 과정에 있는 것들일 것이다.

조용히 눈을 감고 하는 명상은 아니지만 이 명상법은 그 어떤 방법보다도 쉽고 효과가 있다. 자, 지금 당장이라도 앉아서 실행해보자. 내 자신에게 내 이야기를 들려주자. 그 어떤 방법보다 속이 후련해진다.

이렇게 쏟아내는 방식에 익숙해져서 머리가 좀 정리 되었다면 그 다음 단계로 '플러스발상 명상법'에 들어가 보자. 플러스 발상 명상법은 일본의 하루야마 박사가 주창한 방법으로 오감을 자극해서 마음을 다스리는 일종의 뇌단련 명상법이다.

젊었을 때 배움을 소홀히 하는 자는 과거를 상실하고 미래에도 죽는다 - 에우리피데스

78

하루야마 박사는?

서양 의학과 동양 의학이 조화된 새로운 의술을 펼치는 하루야마 박사는 1940년 일본 교토의 전통 있는 동양의학 가문의 장손으로 태어나 6살 때부터 동양의학을 전수 받고 8세 때 침술 사범 자격증을 취득한 이후 동경 대학 의학부에서 서양 의학을 공부했다.

일본 야마토大和시 '전원도시후생병원' 의 원장으로, 일본 후생성 공인 건강 스포츠 의사, 노동성 공인 산업 스포츠 의사, 일본 온천 기후 물리 의학회 공인 의사 겸 의학 박사로서 약 700여건의 프로젝트에 참여해왔다. 또한 〈뇌내혁명〉 같은 10여종의 저서를 통해 자신의 노하우를 알렸다.

그가 이처럼 나보다는 이웃, 개인보다는 사회를 먼저 생각하는 삶을 살아왔던 바탕에는 '나눔' 과 '베풂' 의 정신이 깔려 있다. 그는 조물주가 이웃이나 사회를 위해 노력하도록 인간의 뇌를 디자인했다고 믿는다. 그 근거로 이웃이나 사회를 위해 노력할 때 뇌에서 몸에 좋은 호르몬이 끊임없이 생성된다는 것을 제시하고 있다. 그가 뇌를 중요하게 여기고 인간을 소중히 여기는 이유가 바로 여기에 있다.

건강하게 오래 산다는 것은 이웃이나 사회를 위한 삶을 산다는 것에 다름 아니기 때문이라고 말해왔던 그는 2007년 초부터 자신이 누리던 모든 영예와 지위를 내려 놓고 온전히 의술을 펼치는 한 사람의 의사로서 백의 종군하는 삶을 살고 있다.

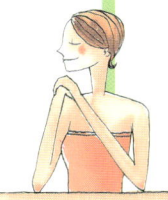

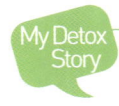
플러스 발상 명상법

하루야마 박사가 얘기하는 플러스 발상은 한 마디로 '좋은 것을 생각해라'이다. 너무나 간단하지만 이 말 속에는 뇌의 기막힌 메커니즘이 숨어 있다. 때문에 플러스 발상을 이해하기 위해서는 우선 뇌가 우리 몸에 어떤 영향을 주는지를 알아야 한다.

예를 들어 보자. B라는 선생님에게 매번 혼나는 학생A가 있다고 하자. 어느 날 B선생은 간만에 드물게 A를 칭찬할 일이 생겨서 교무실로 A를 불렀다. 하지만 선생님이 부른다는 소리를 들은 순간부터 A는 심하게 기분이 안 좋아지며 심장이 마구 요동치는 것을 느낀다. 이는 지금까지 계속 B선생님에게 불려가기만 하면 혼났던 것을 뇌가 기억하고 불안, 공포, 싫음을 관장하는 호르몬을 분비했기 때문이다.

이처럼 인간이 화를 내거나 스트레스에 휩싸였을 때 분비되는 호르몬은 노르아드레날린이라는 것이다. 이 호르몬은 강력한 혈압 상승제 역할을 하는 신경 전달 물질로서 뱀이 분비하는 독 다음으로 독성이 강한 물질이라고 한다. 이 노르아드레날린이 과다하게 분비되면 노화가 빨리 진행되고 각종 질병을 야기시킨다. 물론 뇌에서는 이 노르아드레날린을 중화시키는 호르몬인 β-엔돌핀β-endorphin이라는 호르몬도 분비한다. 그리고 이 β-엔돌핀을 분비시키기 위한 일종의 훈련이 바로 '플러스 발상'인 것이다.

 β -엔돌핀을 하루야마 박사는 또 다른 말로 '뇌내 모르핀'이라고 명명했다. 모르핀은 알다시피 일종의 마약이며 통증을 줄여주는 약물이다. 인위적으로 고통을 줄이기 위해 맞는 모르핀이 우리 몸, 뇌에서 분비가 된다는 사실은 놀랍다. 조물주는 우리에게 질병을 이겨낼 수 있는 각종 도구를 다 마련해 두었던 것이다. 이 뇌내 모르핀은 일반적으로 우리가 병원에서 공급받는 마약보다 3~5배의 효과를 나타낸다고 한다.

 뇌내 모르핀은 상당히 뛰어난 역할을 한다. 특히, 앞에서 언급한 β -엔돌핀은 면역력을 높여 주는 효과가 뛰어난데, 이는 다시 말하면 면역력 약화에서 오는 각종 질병을 다스리는데 뇌내 모르핀이 효과를 발휘할 수 있다는 것이 된다. 우리가 흔히 이야기하는 '만병의 근원이 마음에서부터'라는 말이 어쩌면 가장 정확한 말인 것이다.

 그렇다면 효과적인 플러스 발상을 위해서는 어떻게 해야 할까.

 먼저 오감을 발달시키는 것이 가장 효과적이다. 오감은 우리가 느낄 수 있는 다섯 가지 감각을 얘기한다. 사물을 보는 시각, 냄새를 맡는 후각, 소리를 듣는 청각, 맛을 보는 미각, 피부로 느낄 수 있는 촉각이 바로 오감인데, 이러한 오감을 하나하나 발달시키면 우뇌가 활성화되고 우뇌가 활성화되면 뇌에서 노화를 예방

넓은 지식보다는 배우려는 태도가 더 중요하다 - 탈무드

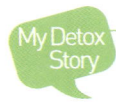

하는 호르몬이 분비된다.

하지만 현대를 사는 우리는 오감을 골고루 사용하기 보다는 시각이나 미각 등의 특정한 감각을 더 상용하는 경향이 있다. 모든 기능이 쓰지 않으면 퇴화하는 것처럼 우리의 오감도 쓰지 않으면 쓰지 않는 만큼 퇴화하기 마련인데 플러스 발상의 첫 단계는 이 오감을 모두 발달시키는 것으로 시작한다. 흔히 플러스 발상을 하라고 하면 자기가 좋아하는, 혹은 긍정적인 단어를 떠올리며 애써 몰입하려고 한다. 하지만 이런 단어들은 모두 좌뇌에서 관장하는 것으로 우뇌에서 관장하는 오감의 '느낌'에는 영향을 주지 않는다. 오히려 억지로 몰입하려고 하면 할수록 스트레스를 받을 수도 있다.

가장 좋은 방법은 클래식 음악을 들으며 음악에 몸과 마음을 맡기거나 아로마 향 등으로 심신을 이완시키는 것이다. 그것도 자꾸 잡념이 들어서 힘들다면 자율 훈련법을 통해 오감을 깨워 보도록 하자.

우선 편안하게 가부좌를 틀고 앉아 눈을 감는다. 머리 위로 우주가 펼쳐지는 듯한 상상을 하며 두 손을 편안하게 무릎에 올려 놓는다. 양 손이 따뜻한 물 속에 들어가 있다는 상상을 하며 두 손이 점점 따뜻해지는 듯한 느낌을 가져본다. 손이 따뜻해진 것 같으면 양 손에 묵직한 무언가를 올려 둔 듯한 느낌으로 '내 두 손이 무겁다' 라고 생각해본다. 손이 무거워 진 것 같으면 혀끝

빗속에 오래 서 있으면 결국 무지개를 보게 된다 - 그랙킹

82

오감 깨우기
이런 음악, 이런 향기로 도움을 받자

명상에 좋은 클래식음악

슈베르트의 교향곡 제 8번 미완성 제 1악장

모차르트의 플루트 협주곡 라장조 K.314 제2악장

바그너의 지그프리드 목가

차이코프스키의 현을 위한 세레나데 Op.48 - 2. Moderato Tempo di Valse

바하의 환상곡과 푸가 G단조 BWV-542

포레의 레퀴엠

베토벤 피아노 소타나 제 8번 C단조 비창 op.13 단조 op.81

비발디의 플루트 협주곡 제 3번 D장조 '홍방울새(Ⅲ gardellino)'

드뷔시의 피아노 소타나 '물의 반영'

비발디의 플룻 소나타 '충실한 목동'

명상에 좋은 아로마 테라피

로즈마리 : 기억력, 집중력을 높이고 머리를 맑게 해준다.

페퍼민트 : 기분을 상쾌하게 해준다.

라벤더 : 긴장을 완화시키고 스트레스 해소에 도움을 준다.

레몬 : 맑고 상쾌한 기분을 느낄 수 있게 해준다.

* 아로마 오일은 반드시 물에 희석(200㎖ 당 5~6방울) 해서 천천히 따뜻해질 수 있는 램프 등에 담아서 이용한다. 공기 중에 아로마 향이 은은하게 퍼지도록 하고 절대 순간적으로 끓이거나 원액을 그대로 이용하지 않도록 한다.

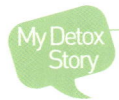

에 설탕이나 소금을 얹었다는 느낌으로 단맛과 짠맛을 느껴본다. 그 다음에는 코 끝에 바람이 감기는 듯한 느낌을 가져보고, 다시 내가 산 정상의 시원한 바람을 맞으며 앉아 있다는 느낌으로 깊게 심호흡을 해본다.

물론 처음부터 이 모든 감각을 느끼기는 어렵다. 이미 어느 한 감각만 발달시키며 살아온 시간이 길기 때문이다. 하지만 매일 조금씩 이런 시간을 가져서 감각을 깨우다 보면 어느새 심신이 안정되고 편안한 느낌으로 생활하고 있는 자신을 발견하게 될 것이다.

호흡 해독

코로 숨쉬면 마음도 숨쉰다

숨쉬는 데 무슨 노하우가 필요하며 숨은 쉬어지는 것이지 스스로 쉬는 것이 아니라고 생각할 정도로 호흡을 의식해서 하는 경우는 드물다. 그나마 우리가 숨을 쉬고 있음을 느낄 때는 하나 둘 셋 하는 구령에 맞추어 운동을 하거나 계단을 오르내릴 때 동작에 맞추어 하는 정도 혹은 감정의 변화에 따라 숨이 바뀔 때이다. 기쁜 소식을 접하게 되면 숨이 가빠지고, 낙심하게 되면 길고도 큰 한숨을 내쉬게 되고, 긴장을 하게 되면 숨을 졸이게 되고, 화가 치밀어 오르면 숨쉬기가 어려워지고, 좋은 장면을 보거나 음악을 들으면 숨소리가 차분해지는 등 우리가 살며 느끼는 일곱 가지 감정은 얼굴의 표정은 물론 숨쉬는 모양까지도 각양각색으로 만든다.

이처럼 호흡은 우리가 의식하지 못하는 사이에 건강과 감정의 상태를 세밀하게 표현해낸다. 상대방에게 주의를 기울이고 있는 사람이라면 평소와 다른 숨소리와 모양만으로도 감정상태나 컨디션까지도 얼추 짐작할 수 있을 것이다. 그러니 자신의 컨디션 정보를 적나라하게 노출할 요량이 아닌 이상 사람들 앞에 나설 때나 중요한 자리에 나설 때 심호흡을 하면서 숨 고르기를 하는 것은 어찌 보면 당연한 자기보호 본능이라고도 할 수 있겠다.

긴장을 풀고 어수선한 감정을 조절하기 위해 일부러 숨을 깊게 들이쉬었다가 내뱉는 식으로 몇 차례 호흡을 반복하다 보면 어느새 긴장이 이완되고 한쪽으로 기울어졌던 감정이 차분하게 정돈되는 듯한 기분을 경험하게 된다. 이어서 여기저기 흐트러졌던 감정의 파편들이 질서정연하게 제자리를 찾으면서 지난 시간을 겸허하게 되돌아보는 자기성찰의 장에까지 이르게 된다.

가고 있는 목적지를
알기 전에는 한 걸음
도 간 것이 아니다
– 괴테

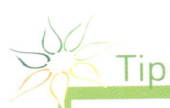
호흡이 이런 일까지?

사람의 심리상태까지 요모조모 다양한 모습을 담아내는 호흡은 실제로 마음과 밀접한 관련이 있다. 최근 들어 호흡이 감정은 물론 스트레스로 인한 우울증 개선에 크게 효과가 있다는 뇌연구 발표가 잇따라 소개되고 있다.

일본 하마마쯔 의과대학의 다까다 아끼카즈高田明和 명예교수는 우울증 치료에 애용되고 있는 세로토닌이라는 물질을 약물성분이 아닌 자연호르몬의 형태로 분비시킬 수 있는 방법으로 바른 호흡을 강조한다. 깊고 천천히 숨을 들이마시고 뱉어 내는 식의 호흡은 혈중 이산화탄소량을 늘려 호흡중추를 자극하고, 이 자극이 결과적으로 세로토닌을 분비시키기 때문이다.

단지 숨만 잘 쉬는 것으로도 스트레스 조절과 우울증 개선에 효과가 있다니, 우리는 모두 값비싼 약을 가지고 태어난 셈이다.

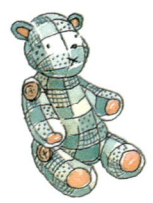

과학적인 호흡의 구조

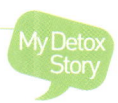

몸과 마음의 연장선상에서 이루어지는 호흡은 신체의 모든 부위를 관장하고 있다고 해도 과언이 아니다. 흔히 호흡이라 하면 코로 숨을 쉬거나 코가 막혔을 때 입을 벌려 숨쉬는 정도를 생각한다. 배로 하는 복식호흡, 배꼽 아랫부분의 단전에 기를 모으는 단전호흡, 피부의 모공을 통한 피부호흡 등 호흡을 의식하건 못하건 사람이 살아있는 동안은 끊임없이 호흡을 하게 된다. 호흡에는 눈으로 보이는 신체부위 이외에도 우리 몸 속의 심장, 폐, 뇌, 혈관, 근육 등이 총동원되어 숨쉬기 작업에 관여한다.

평소에는 일정하게 박동하지만 놀라거나 긴장하게 되면 심하게 요동치는 심장을 몸 속에서 꺼내어 책상 위에 올려 두면 어떻게 될까? 몸 밖으로 나온 심장은 즉시 박동을 멈출 것 같지만 실은 그렇지 않다. 오히려 일정한 영양소를 함유한 생리식염수 속에 넣어 두면 심장의 박동은 며칠이고 지속된다. 이렇게 심장을 움직이게 하는 것은 심장을 구성하고 있는 근육으로, 심장의 근육세포를 떼어서 현미경으로 살펴보면 살아 움직이는 모습을 확인할 수 있다.

그렇다면 폐는 어떨까? 심장과는 달리 몸 밖으로 꺼내둔 폐는 전혀 움직이지 않는다. 왜냐하면 폐에는 근육이 없고, 근육은 기관과 기관지 주변에 있어서 폐가 자체적으로 움직이지 못하기

몸을 풍요롭게 하는 것은 정신이다
– 세익스피어

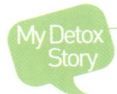

때문이다. 폐가 부풀었다가 쪼그러드는 움직임은 폐를 둘러싼 흉벽과 횡격막의 수축과 팽창에 의한 것으로 흉벽으로 둘러 쌓인 흉강胸腔이 넓어지고 횡격막이 내려가면 흉강의 체적이 늘어나기 때문에 폐가 부풀면서 공기가 들어가게 된다. 반대로 횡격막이 올라가고 흉강이 좁아지면 폐가 눌리면서 공기는 빠져나가게 된다. 즉 폐는 흉벽과 횡격막의 운동에 의해서 수축과 팽창을 반복하는 것이다.

숨을 쉰다고 하면 어떤 사람들은 공기가 배에 들어가는 것으로 생각한다. 복식호흡으로 공기를 불어 넣으면 배가 부풀기 때문에 그와 같이 생각을 하지만, 실제로는 횡격막의 운동으로 횡격막이 아래로 내려가기 때문에 배가 부푸는 것이지 결코 공기가 배 속에 들어 가는 것은 아니다. 하지만 복식호흡을 할 때에는 공기가 배에 들어가는 것을 이미지로 그리면서 호흡하는 것이 요령이므로 기억해 두면 좋겠다.

호흡은 산소를 들이마시고 이산화탄소를 몸 밖으로 배출하는 과정을 말한다. 신체의 세포는 에너지를 만들어내기 위하여 산소로 영양소를 연소시키고, 이 산소는 폐로 들어와 적혈구 속에 있는 헤모글로빈과 결합하여 신체조직으로 운반된다. 한편 산소가 연소하면서 생긴 이산화탄소는 혈액으로 폐까지 운반되고 여기서 몸 밖으로 빠져나간다. 운동을 하면 근육이 비축된 에너지

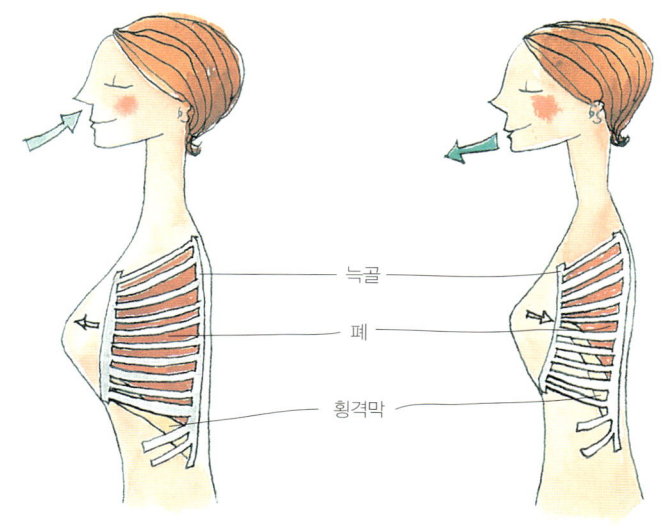

늑골
폐
횡격막

호흡할 때의
폐와 흉부의 변화

를 소비하기 때문에 이를 보충하고자 산소를 많이 사용하여 포
도당 등의 영양소를 분해하는데, 이때 대량의 이산화탄소가 발
생하게 된다. 이처럼 운동을 할 때 호흡이 빨라지는 이유는 이산
화탄소의 축적에 의한 경우가 많은데, 이산화탄소가 체외로 방
출될 때까지 호흡은 빨라진다.

　호흡을 멈추면 혈액 속의 산소량이 줄어들고 이산화탄소량이
늘어난다. 이 이산화탄소량을 감지하는 곳이 경동맥과 연수^{숨골}
에 있다. 즉 경동맥과 연수^{숨골}에는 산소량의 저하와 이산화탄소
의 상승으로 인한 혈액의 산성도를 감지하는 검지기가 있다. 이
를 화학수용기^{또는 CO_2수용기}라고 하는데, 이 검지기가 자극을 받으

면 호흡이 빨라진다. 이 검지기는 주로 이산화탄소량의 증가에 민감하게 반응한다. 그래서 사람이 숨을 멈추면 검지기인 경동맥과 연수가 민첩하게 작동하여 몸이 힘들게 느껴지도록 하여 숨을 고르게 하는 것이다.

자율신경은 교감신경과 부교감신경이 있는데, 교감신경은 투쟁, 도주신경이라고 하여 외부의 적과 싸우거나 자신보다 강한 것을 피해서 달아나야 할 때 반응하는 신경이다. 또한 적이 잘 보이도록 동공을 확대하고, 손발에 땀을 만들어 적이 잘 잡히도록 하는 발한작용도 담당한다.

상호 밀접한 영향을
주고 받는 호흡과
자율신경 (시상하부 등)

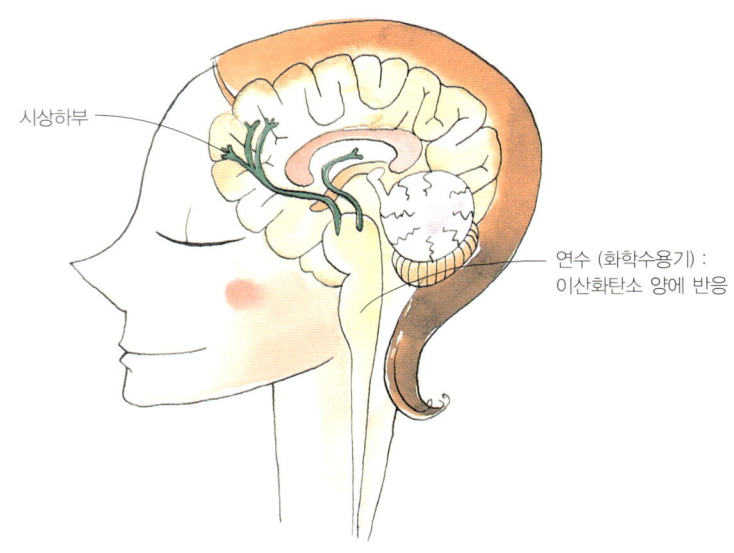

시상하부

연수 (화학수용기) :
이산화탄소 양에 반응

이와 같이 교감신경이 반응할 때에 근육은 영양을 필요로 하는 데, 에너지를 만들어내기 위해서는 혈액 속에 산소가 많이 있어야 한다. 이때 혈중 산소가 연소되며 이산화탄소가 생성되는 과정에서 심장박동과 호흡이 빨라진다. 한편, 부교감신경은 휴식을 관장하는 신경으로 싸우거나 도망치면서 써버린 영양을 새롭게 축적하고 파손된 조직의 복구를 담당한다. 부교감신경은 소화관의 근육을 움직이고 위장의 분비액을 증가시키는 등 신체기능 회복을 위한 영양보급이 제대로 이루어질 수 있도록 한다. 이때는 심장박동이 느려지면서 호흡도 가라앉는다. 이러한 자율신경을 관장하는 중추는 뇌의 시상하부에 있다.

자율신경에 의해서 호흡이 자율적으로 유지되지는 않지만 호흡은 자율신경의 영향을 많이 받는다. 간단한 예로 화를 내거나 흥분을 하면 호흡이 빨라지고 숨 길이도 짧아지지만 마음이 안정되어 있을 때는 호흡이 차분해진다. 또 놀랐을 때에는 숨이 멎을 것 같은 기분이 드는 것을 경험해본 적이 있었을 것이다. 이와 같은 현상은 호흡중추가 시상하부 등의 자율신경의 명령을 받기 때문에 나타나는 것이다. 이처럼 호흡과 자율신경은 상호 영향을 주고 받는다. 호흡을 천천히 하면 우리 몸 전체가 호흡에 따른 제반 작용과 반응을 하게 된다. 느린 호흡은 시상하부의 부교감신경을 자극하여 심장혈관중추를 통해 심장박동을 느리게 하고 혈압을 내리고 위장의 소화흡수 활동 등을 촉진시킨다. 호

어떤 일을 할 수 있고, 해야 한다고 생각하면 길이 열리기 마련이다
– 링컨

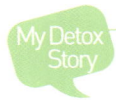

흡이 몸 전체에 휴식을 취하라는 지령을 전달하면서 몸 속의 변화를 유도한다. 바로 이러한 호흡의 메커니즘이 피로에 지친 몸과 마음을 재충전할 수 있도록 한다.

자율신경은 마음대로 조절할 수가 없지만 호흡은 자기 의지에 따라서 얼마든지 천천히 할 수도 빠르게 할 수도 있으니 마음이 심란하고 갑갑하게 느껴질 때마다 꺼져 내릴 것 같은 한숨을 쉬기 보다는 차분히 의식을 모으며 심호흡을 해보자. 분명 천천히 숨을 들이 마시고 내쉬는 사이에 몸과 마음의 상태가 조금씩 달라지는 것을 느낄 수 있을 것이다.

우리가 잘 때도 숨은 끊임 없이 '쉬어진다'. 의식을 하지는 못하지만 수면중의 호흡 리듬은 파도를 치면서 변화한다. 호흡이 느려지면 혈중 이산화탄소량이 늘어나기 때문에 갑자기 호흡이 빨라지고 호흡이 빨라지면 혈액의 이산화탄소량이 줄어들기 때문에 다시 호흡이 느려진다. 수면 중에는 이와 같이 호흡이 빨라졌다가 느려지는 과정이 지속적으로 반복된다. 이처럼 호흡중추는 잠자고 있을 때에는 자발적으로 반응을 하여 호흡을 계속하게 한다. 이러다가 갑자기 호흡중추가 쇼크를 받게 되면 호흡을 제대로 제어하지 못해 패닉 상태에 빠지게 된다. 패닉 장애에 의한 호흡곤란 증상은 정신적인 스트레스가 호흡중추의 움직임을 혼란스럽게 하는 전형적인 예라 할 수 있겠다.

최근 들어 과로와 스트레스로 피곤해진 현대인의 건강을 위한

건강의 유지는 생리학적(生理學的) 도덕이기 때문에 우리의 의무이다. 이것이 존재한다는 것을 아는 사람은 극히 드물다 – 스펜서

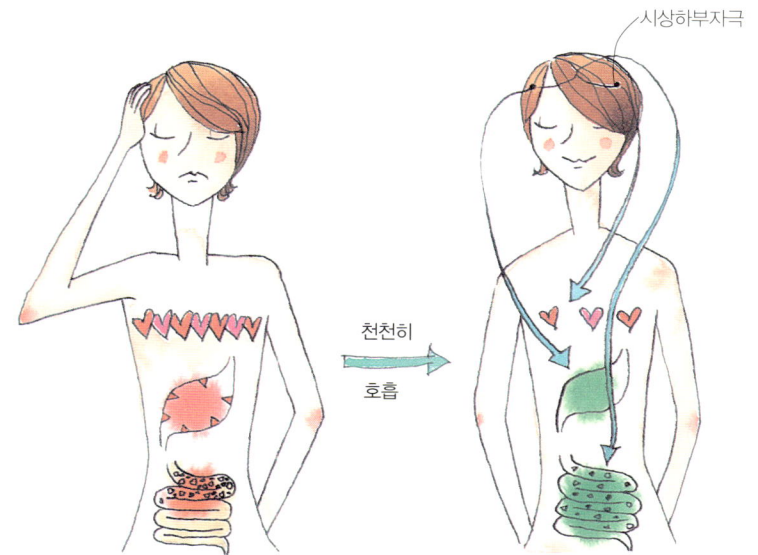

천천히
호흡

느린 호흡이
유도하는
몸 속의 변화

다며 산소호흡기로 산소를 직접 마시는 이색 서비스가 종종 소개되고 있다. 흔히 산소를 마시면 몸에 좋다고 하여 이를 애용하는 사례가 늘고 있는데 산소도 독성을 가지고 있다는 사실을 알아야 한다. 우리 몸 속에서 과다하게 연소된 산소는 활성산소를 만들고, 활성산소는 몸 전체에 악영향을 미친다. 산소를 필요이상으로 취하면 오리려 몸에 해가 될 수도 있으니 인공적으로 무리하게 체내에 산소를 주입하기 보다는 자연스러운 호흡으로 몸이 필요로 하는 양분을 공급해 주는 것이 바람직하다. 폭탄을 세게 터트리기 위해 뇌관을 과도하게 심으면 안 되는 것과 같은 이치이다.

이산화탄소의 재발견!!

숨을 멈추었을 때 우리 몸이 힘들게 느껴지는 이유는 이산화탄소가 호흡중추를 자극하여 그 자극이 대뇌에 전달되기 때문이다. 이어서 숨을 멈추었다가 다시 숨을 쉴 때 호흡을 빨리 하게 되는 것은 호흡중추의 명령으로 이산화탄소를 빨리 외부로 내보내 혈중 이산화탄소량을 줄이려고 하기 때문이다.

이처럼 체내의 이산화탄소량을 감지하고 조절하는 호흡중추 신경이 바로 세로토닌 신경으로, 혈중 이산화탄소량이 늘어나면 세로토닌 신경이 자극을 받고 이 자극으로 인해 횡격막의 근육이 수축하면서 숨을 쉬게 되는 것이다. 이러한 호흡의 구조를 감안해서 천천히 호흡을 하여 뇌 속의 이산화탄소량을 늘리면 결과적으로 세로토닌의 분비를 촉진하여 신경이 안정되게 된다.

우리가 산소와 상반된 개념으로 '좋지 않다' 라고 생각하는 이산화탄소가 사실은 세로토닌 분비에 없어서는 안 되는 일등 공신인 셈이다.

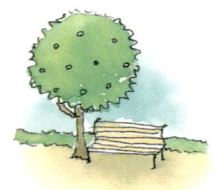

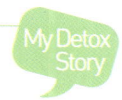

숨만 잘 쉬어도 우울증은 안녕

우울증 치료제로 자주 쓰이고 있는 세로토닌은 사실 장 운동, 소화액 분비를 조절하는 물질로 생체 세로토닌의 90%는 소화관에 있고 뇌에는 2%정도밖에 없다. 뇌 속에서 세로토닌 신경세포는 뇌간의 중뇌, 연수의 봉선핵縫線核이라는 곳에 자리잡고 있는데 여기에서부터 전두전야, 감정을 관장하는 편도扁桃와 대상회帶狀回, 기억입력장치인 해마, 대뇌피질, 소뇌, 심장과 폐 등에까지 신경돌기가 퍼져 있으면서 세로토닌을 체내에 분비한다. 특히 편도, 대상회, 전두전야의 세로토닌 분비량이 적으면 의욕상실, 기분저하 등과 같은 우울증이 나타나게 되는데, 이때 호흡으로 세로토닌 신경을 자극하면 우울증 개선에 도움이 된다.

우리 선조들은 자신의 호흡을 가다듬는 것을 가장 기본으로 삼아 심신수련에 매진하였다. 옛 선현이나 전문적인 수행자 수준까지는 아니더라도 어느 정도 수준의 호흡법을 체득하기까지는 얼마간의 시간과 노력이 필요하다. 호흡에 처음 입문하는 초심자의 경우 천천히 호흡을 하다 보면 숨쉬는 것 자체가 힘들어져서 결국에는 급하게 숨을 들이 마신다. 이때마다 '이게 아니야', '이러면 안돼' 라며 다시 한번 천천히 호흡을 시도해 보지만 이내 혈중에 늘어난 이산화탄소가 횡격막 신경을 자극하여 숨을 급히 들이마시게 하고 숨을 거칠게 만든다. 이때에는 자세를 바로 하

병에 걸리게 되면 의사의 존귀함을 알게 되고 재앙을 당하게 되면 귀신의 두려움을 알게 된다 – 한비자

고 호흡을 깊고 천천히 하면서 체내에 분비된 세로토닌이 온몸 구석구석으로 스며들어 몸과 마음을 치유하는 모습을 연상하며 호흡을 계속한다.

　이런 과정을 반복하다 보면 점차 호흡이 매끄럽게 이어지면서 몸과 마음이 하나가 되어 호흡하는 자신을 느낄 수 있을 것이다. 이와 같은 방식의 지속적인 호흡은 세로토닌을 약물로 복용한 것처럼 정신을 안정시키고 불안을 가시게 하는 효과를 가져온다.

　그렇다면 제대로 된 호흡이 건강에 끼치는 영향은 무엇일까?

　놀라지 마라. 호흡만 제대로 해도 고혈압 치료와 심폐기능 향

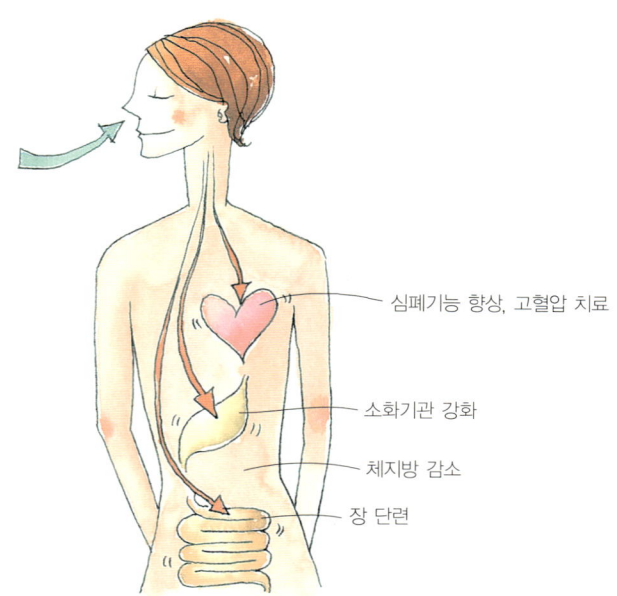

제대로 된
호흡의 효과

심폐기능 향상, 고혈압 치료

소화기관 강화

체지방 감소

장 단련

상에 도움이 될 뿐 아니라 복부 근육을 단련시켜서 장을 비롯한 소화기관 건강에 이롭다. 특히 배꼽 아래로 숨을 모았다가 천천히 내뿜는 복식호흡은 장을 자극해서 세로토닌 분비를 활성화시킬 뿐 아니라 장의 연동운동과 호르몬 분비에도 큰 도움이 된다. 그 뿐만이 아니다. 세포내의 에너지 대사율을 높여서 체지방을 감소시키고 특히 복부지방 제거에 효과를 나타낸다. 호흡을 하면서 들이마신 산소는 부교감신경을 활성화시키고, 이로 인해 각종 신경성 장애가 완화될 뿐 아니라 정신이 맑아지게 되어 α파 상태의 뇌파를 유지할 수 있도록 도와준다.

독소를 내쫓는 호흡법

이상의 내용을 통해서 호흡이 우리의 몸과 마음에 미치는 지대한 영향력을 이해했다면 이제는 정신수양, 스트레스 해소, 건강관리, 심신해독 등 어떤 목적을 위해서건 각자 저마다의 호흡 스타일을 챙기는 데 관심을 가져보라고 권하고 싶다. 좋은 그림과 음악을 감상하기 위해 제대로 보고 듣는 법을 익히고, 멋진 이미지 연출을 위하여 옷 잘 입고 예쁘게 화장하는 법을 익히듯이 제대로 된 건강관리법을 배워볼 요량이라면 대충 숨쉬고 마는 것이 아닌 바른 호흡법을 체득하는 데 신경을 써보자. 호흡법 챙기기야 말로 심신의 건강관리는 물론 마음해독을 위한 첫 단

부모가 나를 완전하게 낳아 주셨다. 자식된 나도 그 몸을 완전하게 보전하여 부모에게 되돌려 주어야 한다. 이것을 효도(孝道)라고 하는 것이다 – 공자

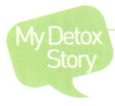

추이다.

우선 호흡법을 익히는 첫 시작은 자신의 호흡 길이와 크기, 호흡의 유형 등을 살펴 바른 호흡 자세와 호흡법이 체득될 수 있도록 꾸준히 주의를 기울이는 것이다. 기본적으로 숨은 짧게 들이마시고 숨을 내쉴 때는 들숨보다 길게 한다. 이때 이러저러한 잡념이 호흡을 방해하지 않도록 평소 자신이 추구하던 바를 염원하거나 의식을 한 곳으로 집중하여 호흡하는 것을 원칙으로 한다. 또한 숨이 거칠어지면 어깨가 들썩여지면서 호흡의 리듬이 깨지게 되니 조용하고 차분하게 호흡이 끊기지 않도록 한다.

눈은 반정도만 뜨거나 살짝 감고, 시선은 코끝을 향해 바라보면서 숨기운이 들어오고 나가는 길을 함께 동행한다는 이미지를 가지고 호흡의 동선動線을 그리며 호흡한다. 시선을 집중하는 지점에서 우주와 자신이 교류하였던 기운이 한데 모였다가 사방으로 흩어지는 것을 연상하면서 호흡을 지속하면 잡념이 떠오르는 것을 막을 수 있다.

오랜 세월에 걸쳐 세상에 소개된 호흡법은 참으로 다양하다. 소원이 이루어지기를 바라면서 염문이나 주문을 외우면서 하는 호흡, 아무 생각 없이 무념무상의 상태에서 하는 호흡, 마음 고쳐먹기를 다짐하며 하는 호흡, 머리 좋아지게 하는 호흡 등등 수많은 방식과 종류의 호흡이 여러 사람들에 의해 선을 보였다. 여기서는 어느 누구든 장소와 때를 가리지 않고 마음만 먹으면 바

사람이 허심탄회하게 되면 천지간의 도(道)와 합치되는 것이요, 야심이 있으면 도에서 멀어진다 – 동의보감

로 해볼 수 있는 간단한 호흡법을 몇 가지 소개하고자 한다.

바쁜 일정 속에서 살다 보면 헬스클럽에서 하루 1시간씩 시간을 투자하며 운동하는 것도 참으로 어려운 일이다. 혹시라도 마음이 답답하여 술 한잔 하려 해도 지갑사정을 생각하면 이내 소심해져서 선뜻 밖으로 나서지도 못하고, 이래저래 쌓여가는 걱정과 스트레스로 전전긍긍하는 나날들의 연속이다. 이런 환경 속에서 현대인들은 매일 매 순간 숨쉬며 살고 있다. 호흡법은 이러한 환경 속의 현대인에게 더욱 큰 효과를 발휘한다. '요즘 운동하는 것 좀 있냐'는 질문에 '그냥 숨쉬기 운동만 하고 있어'라는 대답이 사실은 정답일 수도 있다. 바른 호흡자세로 정신을 통일하여 하는 호흡법이 대수롭게 보아서는 안 될 가장 강력한 건강관리법이기 때문이다.

여기에 몇 가지 숨쉬기 방법을 소개하니 한번씩 따라해 보고 생활 속 습관으로 자리매김시켜보자.

숫자 세며 숨쉬기

좌선(坐禪)에서는 수식관(數息觀)이라 하여 자신의 호흡을 세면서 수행하는 것을 가장 먼저 익힌다고 한다. 굳이 수행자가 아니더라도 보통사람들도 뭔가 각오를 다지거나 생각에 잠길 때 자세를 고쳐 잡고 숨을 고르는 습관을 가지고 있다.

하지만 기왕에 하는 숨 고르기라면 아무 생각 없이 거칠게 내

수명이 긴 사람이나 짧은 사람이나 모두가 자연의 변화에 따라서 언젠가는 최후의 시기를 만나 수명을 다하는 것이다 – 고문진보

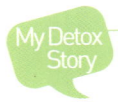
몰아치듯이 호흡을 하지 말고 숫자를 '하-나-아-' '두-우-울-' '세-에-엣-'과 같이 3박자로 나누어 수를 세면서 숨을 쉬어 보자. 숨을 내쉬면서 '하-나-', 숨을 들이 쉬면서 '아-' 하고 1부터 10까지 세는 것에 의식을 집중하여 호흡을 반복한다. 이때 호흡은 1회에 35초 정도로 가늠하여 숨을 내쉴 때 20~25초, 숨을 들이마실 때 10초 정도로 나누어 시간안배를 하면 좋다. 이렇게 해서 차츰 호흡이 익숙해지면 3분에 1회 호흡을 하는 좌선의 수행자 수준까지는 아니더라도 1분에 1회 호흡이 가능하도록 들숨과 날숨의 길이를 조절해 나가도록 한다.

발로 숨쉬기

족심 호흡법足心 呼吸法은 앉아 있을 때나 서 있을 때나 옆으로 누워 있을 때나 언제 어디서든 별다른 구애를 받지 않고 응용이 가능하다. 그렇기 때문에 여성과 노약자 그리고 몸이 굳어서 좌선이나 요가를 하기가 어려운 사람들이 하기에는 부담 없는 호흡법이다.

먼저 발바닥 중앙에 숨이 들고나는 출입구가 있다고 생각하고, 이 족심足心 부위로부터 천천히 숨이 들어 오고 있는 기분을 느낀다. 그 다음으로 이어서 복사뼈, 장딴지, 무릎, 허벅지, 허리 순으로 숨을 발의 위쪽 부분으로 옮기고 끝으로 단전 부위에 이르도록 한다. 그리고 이번에는 반대 순으로 단전에서부터 숨을 내

아직 생기지 않은 병을 미리 다스린다
– 동의보감

쉬면서 허리, 허벅지, 무릎, 장딴지, 복사뼈, 족심足心으로 향하는 식으로 몇 차례 반복하여 호흡한다.

족심 호흡을 할 때에도 다른 호흡법들과 마찬가지로 우주와 자연의 기운이 자신의 몸 속으로 들어오고 있다는 기분을 느끼면서 하면 더욱 좋다. 우주와 자연의 기운이 몸과 마음을 정화시키고, 숨을 내쉴 때는 우주의 에너지가 몸 속의 오염된 기운을 모두 비워주는 모습을 연상하면서 발바닥에서부터 저 우주까지의 궤도를 상상하며 호흡한다.

기도하며 숨쉬기

일본인들은 고또다마言靈라고 하여 말 자체에 영혼의 힘靈力이 깃들어 있다고 믿는다. 그래서 기도나 명상을 할 때에는 종종 주문을 외우듯이 평소 마음 속에 담아 둔 말을 되새기며 꼭 이루어지기를 소원한다. 이는 불교나 기독교 등 종교적 차원의 기도뿐만 아니라 보통 사람들이 일상생활 속에서 어떤 바램이 이루어지길 바랄 때 잠시 눈을 감고 원하는 바를 마음으로 읊조리는 것과 같은 맥락이다.

호흡을 할 때 성경이나 경전의 구절, 존경하는 분이 남겨주신 말씀, 인상 깊게 기억하고 있는 문구, 앞으로 어떻게 되었으면 좋겠다는 희망사항 등을 염문念文이나 주문呪文처럼 반복하여 외어주면 쓸데 없는 잡념에 빠져들지 않고 의식을 집중하여 호흡할 수

양생법(養生法)은 몸에 손해가 되는 일을 하지 않는 것이 장수하는 방법이니라 - 동의보감

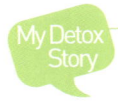

있다. 또한 이러한 기원은 사람들의 무의식과 잠재의식 속으로 은연중에 스며든다. '꿈은 이루어진다'는 의지와 바램이 '꿈이 이루어지다'는 결실의 원동력이 되어 주는 것이다.

머피의 법칙은 평소 '이런 일이 일어나지 말았으면' 하는 두려움과 우려가 무의식에 내재되어 있다가 결국 '그런 일이 내게 일어나 버렸다'는 식으로 현실화되는 것을 반증한다. 그러므로 평상시에는 이런 저런 세상 걱정과 앞으로 다가올 일들을 불안해하며 개념 없이 숨을 쉬지만, 하루 중 짬짬이 시간을 내어 자기 마음의 송신탑을 향하여 긍정과 희망의 메시지를 띄우면서 호흡하도록 한다.

늘그막에 생기는 질병은 모두 젊었을 때 불러들인 것이고, 쇠한 뒤에 생기는 재앙은 모두 성했을 때 지어 놓은 것이니라. 군자는 그런 까닭에 가장 성했을 동안에 미리 조심하느니라 - 채근담

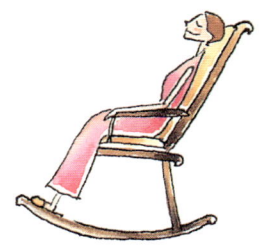

부처의 호흡법

부처는 바르게 도를 깨우칠 수 있도록 호흡을 6단계로 나누어 수식(數息)은 땅, 상수(相隨)는 쟁기, 지(止)는 멍에, 관(觀)은 씨앗, 환(還)은 비, 정(淨)은 수확이라 하여 호흡을 농사에 비유하며 호흡의 단계별 의미를 설명하였다.

첫 단계로 수식(數息)은 세상의 모든 이치가 이 땅 위에 바로 서야 함을 의미하여 이를 호흡법의 근본으로 삼았다. 두 번째 단계로 상수(相隨)는 수식관으로, 괭이와 가래로 땅을 갈아서 경작하듯이 자연스럽게 숨이 들고 나는 방법을 익히도록 하였다. 세 번째 단계로 지(止)는 멍에라 하여 소가 이끄는 수레로 땅에 홈을 파는 것, 네 번째 단계로 관(觀)은 잘 고른 땅에 씨앗을 뿌리는 것으로 이는 제대로 된 토대 위에 바른 사고가 생기는 것임을 강조하였다.

다섯 번째로 환(還)은 농사의 결실이 기후에 따라 달라지듯이 환경의 영향에 따라 결과가 각양 각색으로 나오므로 항시 주변을 살피도록 하였다. 마지막 단계로 정(淨)은 궁극의 깨달음을 얻음으로써 인격이 완성되는 결실을 얻을 수 있다고 하여 각 단계마다 정신을 집중하여 호흡하도록 권하고 있다.

이외에도 부처는 그냥 편히 하는 호흡인 잡식(雜息), 1부터 10까지 숫자를 세면서 호흡하는 동안 정신통일이 되는 호흡인 정식(定息), 도를 구한 사람들의 호흡인 도식(道息) 등과 같은 3가지 호흡 유형과, 큰 소리로 얘기하는 대식(大息), 평상시의 안정된 보통호흡인 중식(中息), 정지상태의 미식(微息) 등과 같이 호흡의 크기를 3가지 형태로 나누는 등 자기 수련과 수행에 많은 관심을 기울였다.

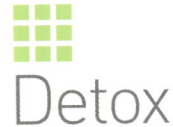

Detox

몸 속 독소 비우기

명상과 호흡으로 마음에 쌓인 스트레스며 심적인 질병을 다스렸다면 이제는 몸 안팎을 해독할 순서이다. 혹자는 매일매일 비타민도 챙겨 먹고, 운동도 하고, 건강에 좋다는 건 다 하는데 무슨 해독이 필요하냐고 할 수 있다. 하지만 해독은 꼭 독약을 한 사발 들이 붓고 나서 하는 것이 아니다. 현대를 사는 사람들은 누구나 메타볼릭 신드롬^{생활습관병}을 겪고 있다. 명상과 호흡으로 마음을 다스렸다면 이제는 마시는 물, 숨쉬는 공기, 먹는 음식으로 몸 구석구석의 독소를 제거해보자.

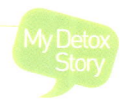

공기 해독

요즘은 도시나 시골을 가릴 것 없이 주변환경과의 조화를 무시한 반자연적이고도 살풍경한 건축물들이 가득하다. 우리시대의 대표적인 주택형태라 할 수 있는 아파트나 하루 반나절 이상을 나가서 일하며 생활하는 일터와 학교 등등 우리가 머무는 공간의 대부분은 건물 자체가 숨을 쉴 수 없도록 쇠붙이와 콘크리트, 합성수지와 유리 등으로 감싸 놓았다. 그렇기 때문에 그 안에서 사는 사람들이 좋은 공기 맡으며 정상적으로 숨쉬기가 어려워지는 것은 물론, 알레르기다 뭐다 하는 온갖 질병들을 지니게 된 것이다.

세계적인 흙 건축가 하산 파디는 콘크리트로 지은 건물은 기상조건에 따라서 내부의 온도 변화가 심하지만, 진흙 벽돌집의 내부 온도는 하루 24시간 동안 섭씨 2도 이상 변하지 않는다며 사람에게 가장 이상적인 건축물은 진흙 벽돌집임을 강조한다. 그리고 이어서 숨쉬지 않는 공간 속에서 살고 있는 현대인들을 향하여 안타까움을 통절하게 호소한다.

"신은 식물과 동물 세계로 둘러싸인 자연 속에 인간을 창조하였다. 그런데 우리의 도시에는 아스팔트와 철, 알루미늄과 콘크리트 밖에 없다. 우주의 기운^{방사선}을 고려할 때 우리 주위를 둘러쌀 수 있는 가장 좋은 물질은 나무이며, 가장 나쁜 것은 이로운

몸에 병이 없기를 바라지 말라. 몸에 병이 없으면 탐욕이 생기기 쉽다 – 보왕삼매론

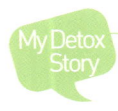
기운을 차단하는 콘크리트이다"라며 말이다.

그의 말대로 대부분의 현대인은 우주적인 의식을 상실하거나 제대로 염두에 두지 못하고 정신 없이 지내왔다. 그러다 보니 우리들 가까이에 밀착되어 있는 것의 소중함을 간과하며 살아간다. 부모님이 그렇고, 사랑하는 사람이 그렇고, 친구가 그렇다. 가까이에 있을 때는 그 소중함을 몰랐다가 일단 사라지고 나면 아쉬워하고 그리워하고 안타까워한다. 공기 역시 마찬가지이다. 우리 주변은 공기로 가득 차 있지만 생활하면서 이 공기를 인식하지는 않는다. 공기가 없으면 단 오 분도 버티지 못할 것이 뻔하면서 말이다.

우리는 흔히 맑은 공기를 마시기 위해 산에 가고 바다에 간다고 한다. 매연과 독소가 가득한 도시에 있으면 '공기가 나빠서 숨쉬기가 힘들다'라고 한다. 공상과학 영화에 나오는 것처럼 각 개인이 소형 공기 청정기를 등에 지고 다닐 날이 올지도 모를 만큼 우리는 좋지 않은 공기에 노출되어 있고 '좋은 공기'를 마시기 위해서는 산으로, 바다로 '떠나야' 하는 처지가 되어 버렸다. 하지만 우리 주변의 환경을 조금만 손본다면 굳이 '산'이나 '바다'로 가지 않아도 정화된 공기를 만날 수 있는 방법들이 있다. 바로 공기 해독법이다.

공기를 해독한다. 참 난감한 주문이 아닐 수 없다. SF 영화에 나오는 것처럼 몸 주변을 산소 버블로 감싸고 다닐 수도 없는 노

메타볼릭 신드롬?

성인병, 대사증후군이라고도 불리는 생활습관병이다. 일종의 탄수화물 중독증인데 정제된 탄수화물 특히 당분을 많이 섭취했을 때 인슐린이 과다하게 분비되고 결국 당뇨병, 고지혈증, 고혈압, 비만, 심장병 등의 질환을 앓게 될 가능성이 높아지는 것이다.

이를 생활습관병이라고 부르는 이유 중 하나는 이 병을 야기시키는 가장 큰 주범인 당분, 즉 단 음식이 스트레스를 받을수록 더 끌리기 때문이다. 인간의 뇌세포와 신경세포는 당을 에너지원으로 쓰게 되는데 스트레스는 주로 뇌에서 그 정도를 조절하게 된다. 즉 스트레스를 많이 받게 되면 뇌가 소비하는 에너지가 늘어나게 되고 점점 단 것을 먹고 싶은 욕구를 느끼게 된다.

육체 활동이 많아서 스트레스 지수가 여성보다 상대적으로 낮은 남성들이 단 것을 덜 좋아하는 이유가 여기에 있다. 남성보다 생각도, 고민도 많은 여성이 스트레스에 더 노출되어 있고 뇌의 활동이 활발하기 때문에 여성들이 단 것을 더 좋아하는 것이다.

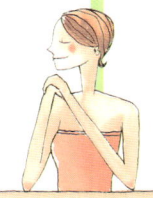

이런 당분을 섭취하게 되면 '세로토닌' 이라는 신경전달 물질이 분비되는데 이 성분이 기분을 좋게 만들어 주기 때문에 끊임 없이 당분을 섭취하여, 좋은 기분을 유지시켜 가려는 딜레마에 빠지게 된다. 즉 단 것을 먹지 않으면 오히려 우울증에 빠지게 되는 현상이 나타나는 것이다.

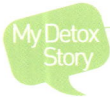

릇이고 그렇다고 무균실에서 생활하는 것은 더더욱 말이 안되니까 말이다.

공기 정화를 위해서 보통 공기 청정기를 많이 사용한다. 하지만 공기 청정기의 경우 필터 청소를 제 때 해주지 않거나 잘못 사용할 경우 오히려 더 오염된 공기가 나올 수 있다. 기계의 힘을 빌리지 말고 자연의 힘을 지혜롭게 활용해 보는 것은 어떨까. 식물이나 숯 같은 것을 이용하면 자연의 분위기를 연출하여 마음을 평안하게 해주는 것은 물론, 손쉽게 공기를 정화할 수 있다.

에코 플랜트 Eco-friendly Houseplants

자연의 신비에 싸여서 신비롭게 살았던 아메리칸 인디언들은 달력을 만들 때 둘레의 풍경변화나 마음의 움직임을 주제로 하여 그 달의 이름을 정했다고 한다. 외부의 현상을 바라보면서 동시에 내면을 응시하는 눈을 잃지 않은 것이다.

굳이 아메리카 인디언의 예가 아니더라도 보통의 사람들은 자연과 함께 있으면 왠지 모를 기쁨과 잔잔하게 밀려오는 마음의 평화를 느낀다. 식물학자들의 말에 따르면, 영적인 충만감에 젖어 있는 식물들의 심미적인 진동을 사람이 본능적으로 느끼기 때문이라고 한다. 그러니까 식물은 우주에 뿌리를 내린 감정이 있는 생명체로서, 동물인 인간에게 유익한 에너지를 끝없이

희로애락(喜怒哀樂)이 지나치면 오장(五臟)이 상한다 - 동의보감

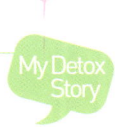

발산해 주고, 인간이 살며 숨쉬며 내뱉은 더러운 기운을 다시 흡수하여 준다는 것이다. 이런 나무의 신비를 터득하고 살았던 인디언들은 기운이 달리면 숲으로 달려가 양팔을 활짝 벌린 채 소나무에 등을 기대고 그 기운을 받아들였다고 한다. 인디언에 게 있어서 나무와 공기, 땅은 우주이자 자신이었던 것이다. 그 렇기에 인디언들은 공기를 사고 팔 수 있는 것으로 생각하지 않 았다. 대지의 따뜻함을 사고 팔 수 있는 대상으로 상상조차하지 않았다.

그러나 이제는 많은 것들이 달라졌다. 나무가 서 있던 곳이 건 물이 들어설 자리로 바뀌면서 세상의 공기가 혼탁해졌다. 좋은 공기를 인위적으로 만들기 위해서 우리들이 활동하고 있는 공간 의 안팎으로 나무를 부지런히 사다가 심어 놓아야 하는 실정이 안타깝지만, 공기 없이는 살 수 없으니 신경을 쓸 수 밖에 없지 않은가.

나무나 꽃과 같은 식물은 공기를 청정하게 해주는 역할 이상으 로 많은 것을 사람들에게 선사한다. 식물학자인 피터 톰킨스가 '식물도 생각한다', '인간의 마음을 읽는 식물', '식물과의 의사 소통', '우주와 교신하는 식물들의 초감각적 지각' 등 식물의 초 감각적인 지각에 대한 연구결과를 소개하여 주목을 받았던 바와 같이, 식물은 더러운 공기를 마시고 깨끗한 공기를 뿜어주는 것 외에도 우리들의 마음을 차분하고 상쾌하게 한다.

감기는 치료하면 7일 가지만, 만일 아무 것 도 하지 않는다면 일주 일 간다
- 레이몽 두모스

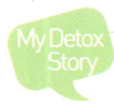
산이나 수목원에 갔을 때 느끼는 청정한 기운을 떠올려 보자. 분명 나무들이 숲을 이룬 바로 앞까지는 자동차를 타고 와서 매캐한 기운에 콜록였을지라도 나무가 가득 찬 공간 안에 들어서자 마자 금새 향긋하면서도 청정한 냄새, 기운, 기분을 느꼈을 것이다. 바로 공기가 달라졌기 때문이다.

좋은 공기를 맡으며 달라진 기분을 실감하면서 한참 동안 기억하지 않았던 식물의 광합성과 증산작용이라는 초등학교 자연시간에 배웠던 말이 떠오르던 경험이 있을 것이다. 광합성이란 빛에너지를 식물이 자라는 데 필요한 에너지로 바꾸는 것인데, 이때 식물은 공기중의 이산화탄소를 흡수하고 산소를 내보낸다. 또한 증산작용은 잎 뒷면의 기공으로 수분을 배출하는 과정을 이야기 하는데, 이러한 과정을 통해 식물이 있는 공간은 자연적으로 산소 공급과 수분량 조절이 가능해진다. 뿐만 아니라 이렇게 흡수, 배출하는 과정에서 음이온을 비롯한, 사람에게 이로운 각종 성분들을 다량 배출하기 때문에 나무가 가득 찬 공간의 공기는 좋을 수 밖에 없다.

최근 들어 이러한 식물들로 실내 공기를 정화하는데 이때 각광받는 식물들을 에코 플랜트 Eco-friendly Houseplants 라고 한다. 이는 환경친화적 실내재배식물을 뜻한다. 그렇다면 이들 식물은 어떻게 공기 정화를 하는 것일까. 간단하게 설명하자면 공기중의 오염 물질을 기공을 통해 흡수하고, 다시 기공을 통해 발산되는 수

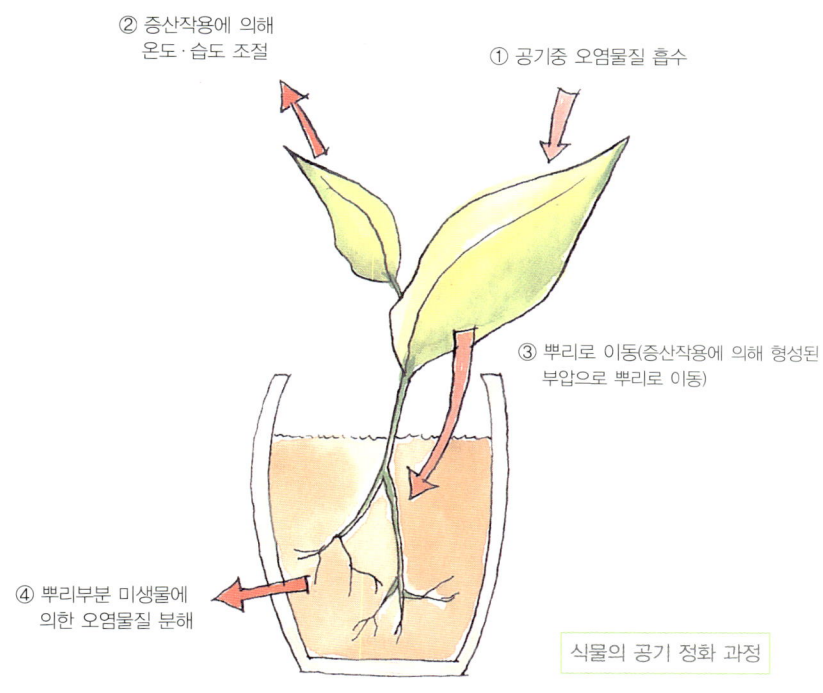

② 증산작용에 의해
온도·습도 조절

① 공기중 오염물질 흡수

③ 뿌리로 이동(증산작용에 의해 형성된
부압으로 뿌리로 이동)

④ 뿌리부분 미생물에
의한 오염물질 분해

식물의 공기 정화 과정

분으로 음이온을 방출하는데 이 음이온이 오염물질인 양이온과
반응하여 오염도를 줄이거나 제거하는 역할을 하는 것이다. 식
물이 일종의 반 영구적인 공기 필터 역할을 하는 셈이다.

  이러한 식물들을 키울 때 흙에서 혹시 벌레가 나오거나 안 좋

어디에 어떤 식물이 좋을까?

우선 대체적으로 에코 플랜트의 대표적 식물을 얘기하는데 빠지지 않는 것이 아레카 야자나 산세베리아 등이다. 아레카 야자는 유독화학물질 제거에 뛰어날 뿐 아니라 늘어진 잎이 관상용으로도 좋기 때문에 인기가 좋다.

산세베리아는 키우기가 쉽고 미항공우주국에 의해 '공기정화 우수 식물'로 선정된 이후 더욱 인지도가 높아진 식물이다. 병충해에도 강하고 밤에 산소를 만들기 때문에 집 안 어디에 놓아도 어울리는 식물이다.

또한 벤자민이나 고무나무는 포름알데히드 제거 효과가 뛰어나기 때문에 새집증후군 예방에 효과적이며 행운목 역시 오염물

1 고무나무
2 드라세나 마지나타
3 로즈마리
4 맥문동
5 벤자민
6 산세베리아

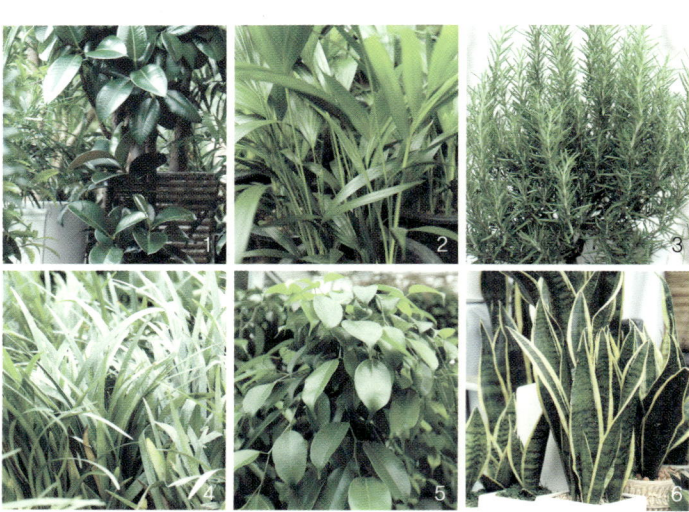

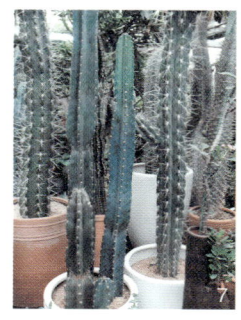 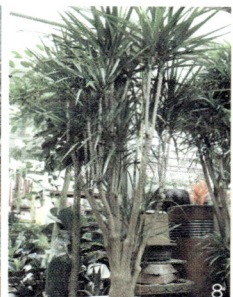 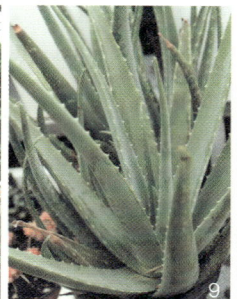 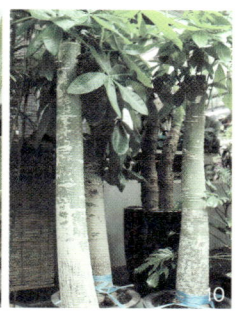

질 제거와 산소 발생 능력이 뛰어나다.

호접란, 산세베리아, 선인장, 알로에베라 등은 밤에 산소를 내뿜기 때문에 침실에 놓는 것이 좋고, 드라세나 마지나타 혹은 피닉스 야자 등 햇빛이 많이 필요하지 않아도 잘 자라면서 휘발성 유해 물질 제거 기능이 우수한 식물은 거실에 두는 것이 좋다.

햇빛이 잘 드는 베란다에는 팔손이 나무, 시클라멘, 맥문동 등이 어울린다. 특히 맥문동은 공기중의 암모니아를 제거하는 능력이 뛰어나고 습한 곳에서도 잘 자라므로 화장실에 두는 것도 적당하다.

아이들 공부방이나 서재에는 이산화탄소를 없애주고 음이온을 방출하는 로즈마리, 파키라, 필로덴드론 등이 알맞다.

7 선인장
8 아레카야자
9 알로에베라
10 파키라
11 팔손이
12 피닉스야자
13 필로덴드론
14 호접란

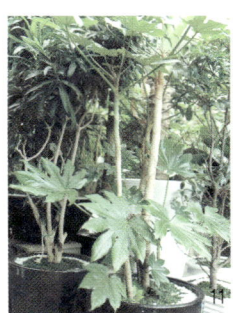 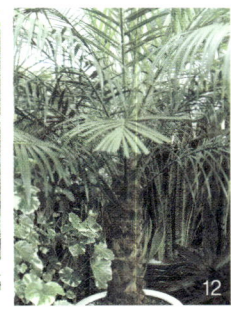 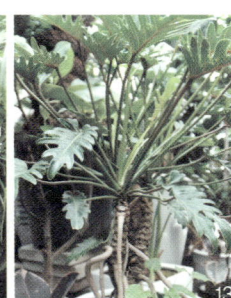 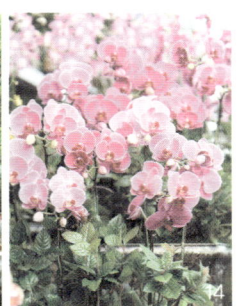

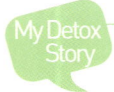

은 성분이 나올지도 모른다는 걱정을 할지도 모르지만, 요즘 실내에서 키우는 식물들의 경우 흙도 살균이 된 것을 사용하고, 또 흙이 싫다면 흙을 대용할 수 있는 각종 제품들이 나와 있으니 이를 이용해도 좋다. 또 행운목, 안스리움, 아이비 등은 수경재배도 가능하기 때문에 적재 적소에 알맞은 식물을 키우는 것은 공기 정화에 큰 도움이 된다.

에코 클리너

흔히 우리는 속이 상하거나 화가 나는 일이 있으면 마음이 숯 검댕이가 되었다고 얘기한다. 하지만 신기한 것이 숯 검댕이가 될 정도로 극한의 감정을 경험한 마음은 오히려 회복이 더 빠르다. 바닥까지 치고 내려간 심정이 할 수 있는 것은 다시 올라가는 것뿐이기 때문일 것이다. 사실 숯이라는 단어 자체가 순우리말로 '신선한 힘'을 지칭하는 것임을 알고 나면 '숯 검댕이'가 된 마음이 다시 회복할 수 있는 근거도 역시 '숯'에 있음을 느끼게 된다.

이러한 숯의 '신선한 힘'은 현대에 살고 있는 우리들보다 우리의 조상들이 훨씬 잘 알고 있었던 듯 하다. 아이가 태어났을 때 태어났음을 알림과 동시에 부정한 출입을 막는 목적으로 대문에 쳐두었던 금줄에는 남녀를 불문하고 숯이 매달려 있었으며 장을

거의 모든 사람들은 병 때문이 아니고 치료 때문에 죽는다 - 몰리에르

담글 때도 꼭 숯을 넣어 항균 효과를 얻고자 했다. 우물을 팔 때도 가장 아래에 숯을 넣어 물 맛을 좋게 만들고 곡식을 보관하는 광에도 꼭 숯을 함께 보관하여 곰팡이나 습기를 차단하곤 했다.

이런 습기나 곰팡이를 차단하는 숯의 성질 때문에 숯은 산 사람 뿐 아니라 죽은 사람에게도 필요한 아이템이었는데 무덤 주변이나 관 주변에 숯을 함께 묻어 수맥을 차단하고 시체가 곱게 땅으로 돌아갈 수 있도록 유도했던 것이다. 숯을 이루고 있는 주요 성분인 탄소가 산소 공급을 차단시키고 다른 물질을 환원시키는 환원제의 성질을 강하게 띠고 있다는 사실을 안다면 이 역시 고개를 크게 끄덕일 만한 지혜이다.

일례로 1972년 중국 호남성 장사시에서 발굴된 마왕퇴 고분은 거의 2500여 년 전의 시신으로 발굴되었지만 그 상태는 죽은 지 4일 정도 된 것이었다고 한다. 이는 시신이 발굴된 무덤에서 발견된 5톤 규모의 숯의 영향인 것으로 추측되는데 숯이 자그마치 2500년이 넘는 시간을 멈춘 셈이다.

숯은 흔히 알고 있는 것처럼 나무의 공기 공급을 차단하고 가열했을 때 생기는 물질이다. 굽는 온도와 만드는 방식에 따라서 백탄, 흑탄 등으로 나뉘기도 하며 대부분의 구성 물질은 탄소로 이루어져 있다. 이 숯에는 눈에 보이지 않는 수 많은 기공이 있는데 이 기공의 내부 면적은 숯 1g당 약 90평 정도라고 한다. 이러한 다공질에 미생물이 서식하고, 이 미생물 중 유기물의 분해

건강과 명랑은 서로가 서로를 낳는다
– 조셉 애디슨

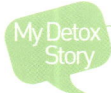
에 뛰어난 방선균이 살기 때문에 공기 중의 오염물질, 각종 불순물들을 흡착하는 역할을 한다. 이러한 숯의 흡착기능을 이용해서 우리 조상들은 장을 담글 때 숯을 넣어 불순물을 제거하고 소독하게 하는 지혜를 발휘했던 것이다.

또한 숯은 자장의 움직임에 의해서 공기 중에 떠돌아 다니는 음이온을 흡수하고 다시 배출해서 공기를 정화하는 역할을 한다. 또한 원적외선을 방출한다고 알려져 있는데 음이온은 부교감신경에 영향을 주고 혈액순환 촉진, 신진대사 촉진을 비롯하여 세포 기능을 활성화시키는 기능을 한다.

숯이 가지고 있는 정화, 탈취작용은 공기뿐 아니라 물을 정화하는 데도 쓰이고 습도 조절에도 쓰인다. 우리 나라의 중요한 문화재인 해인사의 팔만대장경은 이러한 숯의 습도 조절 능력이 지켜낸 것이라고 해도 과언이 아니다. 700년이 넘는 역사를 가지고 있는 팔만대장경은 그 만든 과정과 결과물도 놀랍지만 보관 상태는 더욱 놀랍다. 팔만대장경이 있는 장경각은 그 구조 자체로 목판 보관에 필요한 모든 조건을 다 갖춘 신비한 건물인데 장경각의 지하에는 숯이 가득 묻혀 있고 이 숯이 대장경 보존의 비법이라고 알려져 있다. 어떻게 보면 간단해 보이는 이 '숯 묻기'가 현대적인 온도조절계와 습도조절계도 하지 못한 대장경의 보관을 책임지고 있다는 것은 정말 놀랍다.

이 모든 숯의 작용은 앞에서 말했던 숯이 가지고 있는 미세한 기공 때문에 가능한데 한 달에 한 번 정도 숯을 깨끗한 물에 씻어서 햇볕에 바싹 말려주면 이 안에 차 있던 불순물들이 빠지면서 다시 깨끗해 지기 때문에 거의 반 영구적으로 사용할 수 있다는 장점이 있다. 또한 숯을 담은 통에 물을 부어두면 가습기 역할까지 한다. 보통 참나무로 구운 참숯의 경우 1평당 1kg을, 대나무로 구운 숯은 1평당 4kg 정도 이용하는 것이 적당하다고 한다.

물 해독

수아일체 水我一體

흐르는 물을 바라보면서 사람들은 마음의 평화를 느낀다. 혼잡스럽기 그지없던 몸과 마음이 차분하게 정돈되면서 자신의 깊숙한 부분 어딘가로부터 메아리가 울려오는 듯한 기분마저 느끼곤 한다. 바로 물과 자신이 하나임을, 아니 하나일 수 밖에 없음을 재확인하는 순간이다.

"물은 생명에 필요한 것이 아니라 생명 그 자체이다. 물의 은혜로 우리 안에는 말라붙었던 마음의 모든 샘들이 다시 솟아난다"라며 사막에 불시착하여 며칠 동안 갈증을 달랠 길이 없어 빈사 상태에까지 이르렀던 생텍쥐페리는 말한다. 사막에서 고생을

건강에 대한 지나친 걱정만큼 건강에 치명적인 것은 없다
– 벤자민 프랭클린

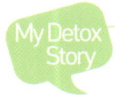

하며 느낀 그의 말을 굳이 인용하지 않더라도 살아 숨쉬는 생명체에게 있어서 물은 단순한 수분 그 이상의 의미를 지닌다.

그렇다. 물은 우리 몸 그 자체이자 시작과 끝이다. 인간이 형성되는 최초의 시기인 수정란 때는 약 97%가 물이다. 갓 태어났을 때는 체중의 80%, 어른으로 완전히 성장하면 체중의 65~70%, 죽을 때는 체중의 50% 정도가 물로 구성된다. 물과 더불어 태어난 우리의 몸은 살아가면서 보통 하루에 1500cc를 그냥 물로 마시고 800cc정도는 음식물로, 음식이 연소될 때 300cc 정도의 수분을 흡수한다. 이렇게 체내로 흡수되는 하루 평균 2,600cc 가량의 물은 호흡으로 400cc, 땀으로 600cc, 소변으로 1,500cc, 대변으로 100cc 정도가 몸 밖으로 배출된다. 이처럼 인간은 태어나서 죽을 때까지 수분을 흡수하고 배출하는 과정을 반복하며 거의 물 상태로 살아간다.

우리 몸 전체의 70%를 장악하고 있는 물의 움직임은 놀라울 정도로 빠르다. 물을 통해 섭취한 필요 영양분은 혈액과 체액이 되어 몸 구석구석을 순환한다. 우리가 물을 마시면 혈액에는 30초 후에, 뇌조직과 생식기에는 1분 후에 도달한다. 그리고 10분 후에는 피부조직, 20분 후에는 간장ㆍ심장ㆍ신장 등에 이른다.

이처럼 쉼 없이 신속하게 순환에 순환을 거듭하는 몸 속의 혈액이 제대로 흐르지 못하고 멈추게 되면, 몸은 결국 상하게 된다. 혈액의 흐름이 막힌다는 것은 한편으로는 감정의 흐름이 막

건강은 두려움에 대항해 싸울 수 있는 힘을 주고, 어떤 확증이나 보수없이도 모험을 걸수 있게 한다
- 레오 버스카클리아

118

히는 것이라 할 수 있다. 그래서 마음을 즐겁고 긍정적으로 가지면 몸도 좋아지고, 고민하고 슬픔에 잠기면 몸도 아프게 되기 마련이다. 바꾸어 말해 물은 우리의 몸과 마음을 좌지우지 하고 있다고 할 수 있다. 이는 즉, 우리 몸과 마음의 관계에 있어서 물이 가지는 의미와 역할이 결코 단순하지 않으며 그 중요성이 크다는 것을 의미한다.

특히, 오늘날과 같이 오염된 생활환경과 황폐해져 가는 사람들의 정서환경 속에서 물이 가지는 의미는 더더욱 중요하다고 할 수 있겠다. 그러므로 이제는 물에 대해서 물을 연구하는 전문가만이 아니라 이 시대를 살고 있는 우리 모두가 자신과 가족의 건강, 나아가서는 사회와 국가, 지구촌 전체의 안녕을 위해 물을 바르게 이해하고 몸 안으로 받아들여야 한다.

물은 '생명' 그 자체이자 생명력의 근원이다. 물에 의해서 인간의 생명은 새롭게 형성되고 유지, 소멸된다. 앞서도 이야기했듯이 태내에서 97%가 물로 된 수정란이 자궁의 양수 속에서 성장하여 갓난 아기가 되어 세상 밖으로 나와 나이가 들어 죽는 순간에 이르게 되면, 이때는 수분이 체중의 50% 정도로까지 줄어든다. 태어날 때와는 달리 점차 나이가 들어갈수록 우리 몸 속 물의 비율은 줄어든다. 이렇게 사람은 태어나서 죽음에 이를 때까지 물의 영향력 안에서 생존한다. 따라서 마시는 물의 오염으로 인해 임산부의 양수가 오염되면 당연히 건강한 상태의 아이

건강은 유일무이(有一無二)의 보배이며, 이것을 얻기 위해서는 생명 자체까지 내던진다
– 몽테뉴

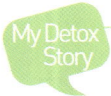

를 분만하기 어렵고, 갓난아기로 태어나 성장하며 살면서도 알레르기성 질환 등으로 고생을 할 수밖에 없다.

물은 '나我'와 하나가 되어 생애 전 과정에 걸쳐서 우리들 몸속에서 전방위적인 활동과 역할을 수행한다. 그러므로 나와 하나된 물은 깨끗해야 한다. 더 이상 오염되어서는 안 된다. 그러면 이제부터 깨끗한 물과 오염된 물이 '나我'의 몸을 어떻게 만들고, 정신에 어떠한 영향을 미치는지 살펴보도록 하자.

물은 몸을 청소하고 노화를 막는다

최근에 건강하지 못한 아이의 출산율이 높아지고 있다. 뿐만 아니라 신체의 면역기능이 떨어져 알레르기성 비염이나 아토피성 피부로 인해 고민하는 사례도 급증하고 있는 실정이다. 이외에도 몸이 쉽게 피곤해지고, 시력이 약해지고, 변비와 비만이 생기고, 피부와 머리카락이 푸석하고, 신체부위 여기저기에 각종 통증과 질병이 자주 생기는 등, 몸 속 이상 증세를 호소하는 사람들이 많아졌다. 의료기술은 나날이 진일보 한다는데 이런 증상들의 치료는 어렵기만 하다.

왜일까? 이유야 여러 가지가 있겠지만, 최근 대다수의 의학자들은 그다지 대수롭게 생각하지 않았던 '물'에서 그 원인과 해법을 찾으려 노력하고 있다. 앞서 말했듯이 인간의 몸과 물은 너무

건강을 유지하는 것은 자신에 대한 의무이며, 또한 사회에 대한 의무이다 – B. 프랭클린

나 밀접하게 관련되어 있기 때문이다. 먼저, 우리 몸 속을 쉴새 없이 돌아다니는 '붉은 물'인 혈액을 한번 들여다 보자.

오염된 대기 속에서 숨쉬고, 정신적으로는 스트레스를 느끼며, 인스턴트 음식과 청량음료를 주로 섭취하는 현대인의 생활패턴 하에서는 깨끗한 수분을 체내에 흡수하고 유지하기가 여간 어려운 일이 아니다. 바로 이러한 현대인의 생활환경과 라이프스타일이 체내의 '붉은 물'을 걸쭉하고 끈적거리는 상태로 만들어 우리의 건강을 위협한다.

혈관을 통해 몸 전체를 종횡무진하며 맹활약하는 혈액의 82%는 물이 차지하고 있다. 혈액은 혈구_{적혈구, 백혈구, 혈소판} 및 혈장으로 이루어져 신체를 구성하는 모든 조직에 산소와 영양, 호르몬, 항체를 공급한다. 특히, 백혈구는 항체를 만들어 세균과 바이러스 등에 대한 방위역할을 담당하며, 이산화탄소나 체내 대사활동으로 생긴 각종 노폐물과 독소를 운반하고 배설하는 역할을 한다.

이처럼 인간의 생존에 중요한 역할을 담당하는 '붉은 물'인 혈액의 점도가 높아지거나 혈관 내벽에 콜레스테롤이 부착되어 혈관을 좁아지게 하면 혈액순환이 어려워져 심장펌프의 압력이 높아지게 되고 이것이 바로 고혈압이다. 오염된 '붉은 물'이 혈액의 흐름을 방해하여 인체의 항상성이 유지되지 못하면서 몸의 컨디션이 나빠지거나 병에 걸릴 확률을 높이는 것이다.

혈관은 우리 몸 속의 진출입로이다. 이 출입로를 정체 없이, 깨

건강이 있는 곳에 자유가 있다. 건강은 모든 자유 중에서 으뜸가는 것이다
- H.F. 아미엘

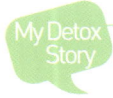

끗하게 하기 위해서는 당연히 혈관을 흐르는 혈액이 맑고 건강해야 한다. 건강한 혈액에는 물과 음식물로 섭취한 충분한 미네랄 성분이 함유되어 있으며, 이 미네랄 성분은 그 종류와 정도의 차이에 따라서 다양한 신체증상과 질병을 만든다. 기본적으로 미네랄 성분은 체내에서 세포 이외의 삼투압 균형을 조절하고, 효소의 기능을 도우며, 단백질 형성을 돕는다.

헌데 체내에 섭취하는 물에 미네랄 성분이 불충분하거나 전혀 함유되어 있지 않은 경우, 그런 물을 오랜 기간에 걸쳐 복용하게 되면 건강은 물론 생명 자체에 악영향을 미치게 된다. 예를 들어, 철분이 결핍되면 헤로글로빈이 산소를 충분히 나를 수 없어 거무스름한 혈액이 되고 얼굴도 창백해지며, 구리가 결핍되면 모발의 색소결핍증이 초래되어 나이와 상관없이 흰머리를 만들게 된다. 또 아연이 부족하면 피부 등에 반점을 만들며, 마그네슘 부족은 혈압을 높인다. 또한, 칼슘이 결핍되면 뇌가 정상적으로 기능하지 못하여 집중력이 떨어지고 마음의 안정상태에까지 영향을 미친다.

혈액의 거울이라 할 수 있는 피부는 피부를 만드는 단백질인 콜라겐의 대사를 활성화시켜 항상 새로운 콜라겐이 생기도록 하느냐 그러지 못하느냐에 따라서 상태가 달라진다. 몸에 좋은 물을 받아들여서 콜라겐 대사를 촉진하고 몸 전체의 단백질 대사를 활성화하여 윤기 있고 아름다운 피부를 유지하면 피부 노화

건강한 몸은 정신의 전당이고, 병든 몸은 감옥이다 – 베이컨

에 대한 걱정과 근심이 줄어들 수 있을 것이다. 아무리 고가의 화장품으로 피부를 아름답게 가꾸려 해도 분명 한계가 있다. 왜냐하면, 화장품을 피부표면에 바른다 한들 새로운 세포는 표피에서 만들어지는 것이 아니기 때문이다. 피부의 내측에서 만들어져 외측으로 나와 각질층이 되고, 결국 그 세포가 죽어서 때가 되는 피부 자체의 메커니즘은 고가의 화장품 보다 좋은 물을 자주 많이 마셔주기를 원한다. 그러므로 외부에서 아무리 여러 가지 화장품 등으로 주름지고 칙칙한 피부를 개선하려 해도 몸 전체의 피부를 윤기 있게 해주는 피부의 활성화에는 큰 도움이 되지 않는다는 사실을 기억하자. 물은 최고의 미용수이자 화장품이다. 지금 우리가 마시는 물이 10분 후에 피부에 도달하여 새로운 세포를 부지런히 만들고 노폐물이 제거될 수 있도록 하는 것이며 이것이 피부를 위한 최우선의 방법이다.

머리카락도 피부와 같다. 모발은 피부와 마찬가지로 혈액의 건강상태를 말해준다. 머리카락에는 미용을 위한 기능뿐만 아니라 체내의 독소와 노폐물을 배설하는 기능이 있기 때문에 좋은 물을 마셔주고 일정기간마다 잘라주어야 한다.

체내에 물이 부족하면 변비가 생긴다. 변의 80%는 수분이기 때문에 물을 마시지 않으면 변이 딱딱해져서 배설하기가 어렵게 된다. 변을 순조롭게 배설하지 못하면 당연히 체내에 독소가 쌓여 피부가 거칠어진다. 아침에 일어나 하루 한잔씩 마시는 물은

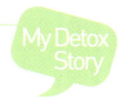

My Detox Story

건강한 사람은 건강을 모르고 병자만이 건강을 안다 – 칼라일

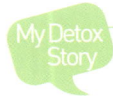

30분 내에 우리 몸 안의 독소를 배설해 주어 건강한 피부를 만들어준다.

이상으로 우리 몸 속을 크고 넓은 길이건 작고 좁은 길이건 빠짐 없이 누비고 있는 '붉은 물'의 모습을 간단하게 둘러보았다. 여기서 우리가 이해할 수 있는 것은 '붉은 물'인 혈액을 관리하는 방법이 의외로 간단하고 명쾌하다는 것이다. 그저 좋은 물과 충분한 미네랄을 섭취하는 것이다. 그래서 체내로 들어온 영양소가 손상된 신체의 세포조직을 재생시키고, 독소를 체외로 배출하여 건강을 되찾을 수 있게 해주고, 몸 밖으로 나온 노폐물을 잘 씻어 주는 것이다. 그럼으로써 건강한 혈액이 건강하고 아름다운 모발과 피부, 몸을 만들어 주고, 정신도 건강하게 하도록 하는 것, 이것이야말로 마시는 물로 몸 속에 흐르는 물을 다스리는 가장 바람직한 길이다.

물이 정신을 맑게 하고 뇌를 건강하게 한다

아침에 들이키는 한잔의 물은 잠자던 몸과 의식까지 깨어나게 한다. 우리는 흔히 무언가에 정신을 집중해야 하거나 긴장하였을 때 물 한잔에 자연스레 손이 간다. 그리고, 때로는 정신이 흐트러져 있는 자신이나 타인을 향하여 '냉수 먹고 속 차려라' 하고 거침없이 일침을 가한다.

왜 우리는 마음을 다스려야겠다고 생각할 때마다 물을 연상하 거나 찾게 되는 것일까? 이는 마음이 뇌에 있기 때문이다. 우리 의 마음을 움직이는 뇌는 75%가 물로 되어 있으며, 뇌세포의 82%도 수분으로 되어 있다. 또한 우리가 입안으로 들이키는 물 은 1분이면 뇌조직에 침투되어 즉시 활동을 개시한다. 그리하여 뇌의 전두엽에 있는 시상하부에서 호르몬이 분비되고, 이로써 인간의 다양한 표현이 나타나게 된다. 이와 같이 물은 뇌와 밀접 한 관계에 있기 때문에 '좋은 물'이 뇌조직에 전달될 수 있도록 주의를 기울여야 한다. 뇌조직에 전달된 좋은 물은 우리에게 바 른 생각을 가지게 한다. 물은 이렇게 우리의 기억과 욕구, 정신 과 정서에 깊게 관여되어 있다.

뇌조직에 전달되는 물은 풍부한 미네랄을 함유하고 있는 깨끗 한 물이어야 한다. 우리가 섭취하는 물 속에 미네랄 성분 중의 하나인 칼슘이 지나치게 부족하게 되면, 정신이 불안정해져 폭 력적인 성향을 띠게 된다. 이와 같은 내용은 일본의 이와테 대학 의 오오자와 박사가 물보다는 포도당이 들어간 주스를 주로 마 시는 청소년들을 대상으로 실험한 연구자료에서도 확인할 수 있 다. 조사결과 비행청소년의 경우, 하루 평균 마시는 주스량이 4 병에서 20병이나 되었다고 한다. 이처럼 과다한 양의 주스를 마 시는 것은 몸과 마음의 건강에 좋지 않은 영향을 미친다.

당분이 많이 함유되어 칼로리가 높은 음료를 자주 많이 마시면

대체로 약은 효력이 없 다는 것을 알고 있는 자 가 가장 훌륭한 의사이 다 - 벤자민 프랭클린

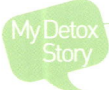

칼로리가 과다해져 비만, 당뇨, 고혈압 등의 질병에 걸릴 확률이 높다. 게다가 체내로 들어온 과잉 당분은 대사과정에서 칼슘을 대량으로 소비하게 되어 칼슘을 결핍시키는 결과를 초래한다. 이로 인해 뼈와 치아가 약해지는 것은 물론 신경에까지 영향을 미치게 된다. 칼슘은 우리 신체에서 신경안정제의 역할을 한다. 헌데, 이 칼슘이 부족해지면 당연한 결과로써 신경전달물질이 나빠진다. 그리하여 항상 짜증이 나거나 정신적으로 불안정해져 감정을 컨트롤 할 수 없게 되고 폭력적으로 변하게 된다.

나쁜 물은 성격과 기질을 바람직하지 못한 방향으로 서서히 바꾸어 버릴 뿐만 아니라, 우리의 뇌 속에 저장된 기억정보도 지워 버린다. 현대인의 생활용수인 수돗물의 질이 좋지 않은 대도시에서는 치매증 환자가 더욱 많다. 치매증에 걸린 사람들의 뇌조직을 MRI로 조사해 보면 뇌의 수분이 줄어 있고 수축되어 있으며 뇌 내를 둘러싼 혈관의 혈류도 결핍되어 있다는 것을 알 수 있다.

진정 온전한 뇌건강과 바른 정신을 원한다면 미네랄의 균형이 깨진 물, 인공당분과 식품첨가물이 들어간 주스나 탄산음료가 아닌 '좋은 물' 을 마셔야 한다. 좋은 물을 마시면 자연히 뇌가 건강해져 신경이 안정되고 집중력이 생기게 되어 학습효과도 높아진다.

동양의 대사상가인 이퇴계는 관직에서 물러나 꿈에 그리던 도산서원에 내려와 말년을 보냈는데, 이곳에서 가장 아끼고 정성스럽게 다루었던 것이 서원 안에 파둔 우물이었다고 한다. 물맛

대합실의 식물이 말라 죽어가는 병원의 의사에게는 절대 가지 말아야 한다 - 엘마 봉베크

126

이 좋았을 뿐만 아니라 정신을 모으는 데 이 우물물만한 것이 없었기 때문이라고 한다. 그래서 이퇴계는 마음을 전해야 할 때는 자신이 평소 끔찍이도 아끼던 우물물로 인사를 대신할 정도였다고 하니 '좋은 물'에 대한 이퇴계의 애착과 정성을 충분히 짐작할 수 있다. 결국 도산서원내 '좋은 물'과의 깊은 인연이 있었기에 이퇴계의 위대한 사상이 집대성되고 그의 공훈이 빛날 수 있었던 것은 아닐까. 생각을 바로 하고 정신을 집중해야 할 때는 좋은 물을 마셔보자.

물은 커뮤니케이션을 원한다

말은 마음을 표현한다. 마음은 이 세상 무엇과도 대화를 나눌 수 있다. 물론 인간의 마음은 물과도 의사소통을 한다. 우리는 체중의 70%가 수분인 우리 몸과 뇌세포의 82%가 수분인 뇌를 자극하여 호르몬의 분비를 통해 참으로 많은 대화를 끊임 없이 주고 받는다. '나'와 물은 하나가 되어 자신이 의식을 하건 하지 않건 커뮤니케이션을 반복한다. 어떤 마음으로 살아가는지에 따라서 몸의 70%를 차지하는 물이 바뀌고, 그 결과는 바로 신체의 변화로 나타난다. 또한, 어떻게 물을 대하느냐에 따라서 단순히 마시는 물 이상의 '기적의 물'이 될 수도 있다.

몇 해 전 미국 미시간 대학의 정신의학박사 주비에타가 플라시

만병통치약이란 없다.
모든 병에 좋은 약은
어떤 병에도 좋지 않
다 - 칼 포퍼

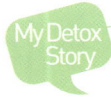

보 효과의 뇌내 작용 질서를 규명하였다는 사실이 〈메디컬 트리
뷴지_{Medical Tribune}〉에 소개된 바가 있다. 말기암 환자에게 생리 식
염수를 '세상에서 가장 좋은 약'이라고 하며 주사하였더니 환자
의 상태가 점차 호전되더라는 것이다. 물론 이는 환자가 신뢰하
는 의사로부터 최선의 약으로 치료를 받기 때문에 좋아질 것이
라는 분명한 자기 믿음이 있었기에 증세의 개선이 가능하였을
것이다. 믿음과 자기 결심의 결과로 뇌내 호르몬이 분비되어 병
세가 좋아진 것이다.

플라시보 효과라는 것은 전분이나 유당 등, 안전하지만 약리작
용이 없는 것을 정말 효과가 있는 약처럼 환자를 믿게 하여 투여
하면 병이 호전되는 쪽으로 변화한다는 일종의 심리적 효과를
말한다. 긍정적인 마음자세로 의사소통을 하여야만 플라시보 효
과를 기대할 수 있다는 것이다.

현대의학이 플라시보 효과와 뇌내 호르몬의 관계를 규명하기
한참 이전부터 우리 조상들은 기원할 일이 있을 때마다 플라시
보 효과를 이용했다. 정성을 다해 '정화수'에 기도하는 이의 모
든 마음을 담았기에 그냥 물이 아닌 영수_{靈水}로 간주될 정도로
'마음의 주문을 건 물'의 위력은 컸다. 오죽하면 허준이 정화수
를 〈동의보감〉에 기록하여 글로 남겼을까. 정화수에는 하늘의
정기가 담겨 있기 때문에 여기에 약재를 넣고 달여서 오래 살게
하는 보약을 만들기도 하고, 깨끗한 것을 좋아하는 사람들은 매

모든 질병은 육체적, 영
혼적, 정신적인 성질을
가지고 있으므로 이 세
가지 관점에 따라서 취
급하지 않으면 안 된다
– 파라켈수스

일 이 물로 차를 끓여서 마시고, 한마디로 정화수는 머리와 눈을 깨끗하게 씻어주는 영수(靈水)라는 말이다.

일본의 물 연구가이자 대체의학분야의 권위자인 에모토 마사루 박사는 마음을 담은 물의 결정체를 소개하여 커다란 반향을 일으켰었다. 사랑과 감사, 기쁨과 즐거움, 슬픔과 분노, 원망과 증오 등과 같이 감정을 적은 종이를 물에 붙였더니 물의 결정체 형태와 모습이 제 각각이 되었다는 것이다. '사랑과 감사'라는 말을 보여준 물은 기뻐하면서 활짝 핀 꽃과 같은 모습으로 결정체가 되어 있는 반면, '망할 놈'이라는 글을 붙인 물은 잔뜩 일그러진 모습의 결정체가 되었다고 한다. 그리고 '그렇게 해주세요'라는 글자를 붙인 물은 잘 정돈된 결정을 보였고, '하지 못해'라는 글자를 붙인 물은 결정을 만들지도 못했다고 한다.

물이 문자를 어떻게 이해하였는지는 모르겠지만, 여하튼 표현하는 마음을 고스란히 담아내는 물의 결정 모양과 관련한 에모토 마사루 박사의 실험을 통해 우리가 일상적으로 사용하는 말이 얼마나 소중한지는 충분히 알 수 있다.

물은 정보를 전사(轉寫)하고 또한 기억할 수 있다. 그러므로 물과의 커뮤니케이션은 해도 그만 안 해도 그만인 성질의 것이 아니다. 물은 '나'에게 놀라운 변화를 선사하기 위해 간절히 대화를 원하고 있다. 몸과 같은 존재가 되어 자신의 느낌을 말없이 나타내고 있으면 그것이 곧 '참'이 되고, 위로 향하면 '공경', 아래로

My Detox
Story

몸과 마음이 건강한 사람에게 나쁜 날씨란 없다. 하늘이 맑든 흐리든 모두 그 나름의 아름다움을 갖고 있다
– 기싱

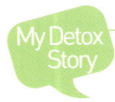
향하면 '사랑'이 되고, 밖으로 움직이면 '일', 안에서 움직이면 '편안함'이 된다는 사실을 알려주고자 말이다.

이제부터는 물을 그냥 마셔 없애버리지 말자. 물과 조금씩 이야기를 나누며 물의 소리를 들으며 나의 마음을 전해보도록 하자. 분명 물은 화답을 해줄 것이므로.

건강에 좋고 맛도 좋은 물이란

모처럼 마음먹고 찾아간 근사한 카페에서 주문한 커피에 기름 막이 떠 있는 것을 본 순간, 건강에 관심이 있는 당신이라면 어떻게 할 것인가? 하루 일과를 마친 후 모두가 모여 식사하는 자리에 서빙된 찌개에 떠오른 거품을 걷어내면서, 건강을 챙겨야 하는 당신이라면 어떻게 할 것인가?

최소한 우리 몸에 좋은 물이 어떤 것인지 염두에 두고 있다면, 이러한 상황이 왜 일어나는지 정도는 알 수 있어야 한다. 그리고 '그 곳'을 다시 찾을지 말지는 본인이 결정할 문제이다. 만약 이런 상황들에 대해 그다지 대수롭게 생각하지 않는다면 당신은 건강에 무관심하거나 제대로 챙기지 못하고 있는 경우일 것이다. 그리고 이상의 두 상황이 어떻게 된 연유에서 비롯된 것인지 알게 된다면, 조금 더 건강에 주의를 기울이게 될 것이다.

커피에 기름막이 떠있었다면, 그 카페는 물에 어떠한 처리도

몸을 잘 돌보고 조심해서 다루라. 사람의 몸은 여분이 없다. 그러니 평소 부지런히 운동도 하고 잘 먹어두어야 한다
– 앤드류 매튜스

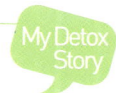

하지 않고 수돗물로 커피를 추출하고 있음이 틀림없다. 또한 고기가 들어간 냄비에 거품 같은 것이 떠올랐다면, 이 경우 역시 수돗물을 사용하여 음식을 만들었다는 것을 말한다. 이는 물과 기름이 서로 맞지 않기 때문에 나타나는 현상들이다. 좋은 물로 내린 커피와 차, 좋은 물로 요리한 음식은 결코 이런 불쾌한 경험을 하게 하지 않는다. 좋은 물답게 음식을 맛 좋게 해주고, 건강을 좋게 한다.

인체에 유해한 물질을 갖지 않는 '좋은 물'의 기본적인 조건과 특성은 이렇다. 우선 알카리성으로 환원력을 갖고 물분자 집단의 크기인 클러스터가 작아야 한다. 물은 분자 1개로 존재할 수 없어 수소결합 분자 사이에 작용하는 전기적인 힘에 의해 '클러스터'의 형태로써 존재한다. 이러한 클러스터의 크기가 작고 일정한 모양을 띠게 되면 혀의 세포막에 대한 자극이 부드러워지고 음식의 맛이 순하다. 또한 술 종류의 경우, 물리적으로 숙성이 진행되었어도 맛이 순해져 물의 흡수가 빨라지고 대사도 빨라진다. 또한 빗물이 스며들면서 지층, 암석층 속의 미네랄 성분을 천천히 여과한 알카리수는 산화되지 않는 환원력을 가진다.

두 번째로 체내 효소와 항산화물질의 힘을 저하시키지 않아야 한다. 물의 상태가 좋으면 물이 체내의 효소작용을 도와서 분해, 흡수 등의 반응이 좋은 방향으로 진전된다. 또한 좋은 물은 피부의 보수성을 높이고, 지방도 잘 소화한다. 또한 활성산소가 적어

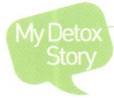
노화의 속도를 지연시킨다.

세 번째로 계면활성력이 높아야 한다. 물 속에서 기름이 녹게 되는 현상인 계면활성력이 높은 물은 해독작용을 한다. 인체에 독이 되는 물질은 보통 물에 잘 안 녹고 기름에 잘 녹는 성질을 지니고 있다. 또한 인체에 독이 되는 물질은 체내에서 지방으로 축적되어 수많은 질병을 야기시킨다. 하지만, 계면활성력이 높은 물을 섭취하면 지방에 쌓여 있는 독소를 녹여 체외로 배설하거나 혈관내벽에 부착해 있는 콜레스테롤을 녹여 배설해 버린다.

네 번째로 미네랄을 충분히 함유하고 있어야 한다. 물질을 완전히 연소시키면 재가 되는데, 타버리는 물질은 유기물로서 탄산가스와 수증기가 되어 증발한다. 그리고 남아있는 재는 무기질, 즉 미네랄이 된다. 미네랄이 풍부하게 포함된 물은 체내 대사는 물론 정신건강과도 깊은 관련이 있다.

프랑스 루드르의 샘, 독일 노르데나우의 물, 멕시코의 트라코테의 물, 인도 나다나의 우물물 등은 이른바 기적의 물이라 하여 세간의 관심을 모았다. 오래 전이나 지금이나 사람들은 오랜 세월에 걸쳐 기적의 물을 찾기 위해 부단히 애를 써왔다. 그런데 기적의 물이라 하여 아주 특별한 비약과도 같은 성분을 함유하고 있는 것은 아니다. 앞서 언급한 조건을 고루 갖춘 지역의 물이 기적처럼 사람들에게 건강을 안겨준 것뿐이다.

건강과 장수를 위해 기적의 물을 찾으러 애써 비행기 타고 멀

병을 낫게 하는 것은
자연이다
- 히포크라테스

132

리 날아가 심산유곡 어딘가를 두리번거려야 할 필요는 없다. 그런 노력과 시간을 투자할 작정이라면 기적의 물이 만들어질 수 있는 환경을 스스로 만들면 된다. 정성으로 좋은 물을 만들고, 진심으로 물과 소원하는 바를 나누면 그것으로도 충분히 '기적의 물'이 될 수 있다.

물로 해독하는 방법

이상으로 우리는 왜 매일 물을 마셔야 하고, 물은 우리 몸에서 어떻게 반응하며, 체내로 흡수하는 물은 어떤 물이어야 하는가에 대해 살펴보았다. 사람은 물 그 자체이기에 물에 의해 몸과 마음의 건강이 크게 달라진다. 그러므로 우리 몸과 관련한 물은 무조건 깨끗해야 하고 오염되어서는 안 된다. 하지만 현대인의 생활환경은 우리가 오염을 거부한다고 해서 독소가 없는 물을 쉽게 만들어내고 몸 안에 흡수시킬 수 있는 상황이 아니다. 몸 안팎에서 벌어지고 있는 물의 오염은 물에 대한 관심과 지혜, 의지와 실천으로써 극복되어야 한다. 이것이 우리 몸의 오염을 거부하고 오염된 몸을 정화하기 위한 첫 시작이다

이제부터 우리 몸 안으로 들여보낼 깨끗한 물을 만들기 위한 일상생활 속 지혜와 물을 어떻게 내 몸 안팎에서 다루어야 하는지에 대해 알아 보자.

My Detox Story

병을 앓아본 사람이 아니면 불행에 대한 진정한 동정심을 갖지 못한다
– 앙드레 지드

우리 조상들이 좋아했던 좋은 물

정화수井華水는 〈동의보감〉에도 기록된 물의 한 종류로 정안수라고도 불린다. 물의 으뜸으로 꼽히는 이 물의 성질은 평平하고 달며, 독이 없다고 저자 허준은 설명하고 있다.

입에서 냄새가 나는 것을 없애주고, 얼굴빛을 좋아지게 하며, 눈가에 생긴 군살과 막이 눈자위를 가리는 병을 없애주고, 술을 마신 뒤에 생기는 설사도 그치게 하는 물. 그밖에 차를 넣어 달여서 마시거나 머리와 손을 씻는 데도 좋은 물. 따라서 먹고 마시는 것보다는 주로 정성을 들이거나 약을 달이는 데 쓰는 물. 해가 뜬 후의 정화수는 빛으로 인하여 감로수로 변해버린다.

추로수秋露水는 가을철의 이슬을 아침 해가 뜨기 전에 받은 것으로, 소갈증을 낫게 하고, 몸을 가볍게 하며, 피부를 윤택하게 한다.

지장수地漿水는 석자쯤 판 양질의 황토흙에서 나오는 물을 골고루 저은 후 가라앉힌 맑은 물을 이르는 것으로, 독버섯이나 중금속에 중독된 것을 풀어주는 해독제로 황토수黃土水라고도 불리는 명물이다.

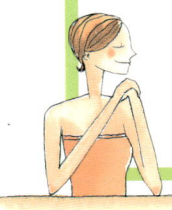

물의 독소제거

바쁘고 복잡하게 살면서 물관리까지 하기에는 너무나 번거롭고 부담스러운 것도 사실이다. 그래서 물의 중요성을 이해하고 있으면서도 다음으로 미루는 게으름을 부리거나 물 관련 제품 카탈로그를 책상 위에 쭉 나열하고 그 중에 쓸만한 것을 골라 집에 설치하는 경우가 대부분이다. 허나, 물을 정수하기 위해 구입한 기기 또한 우리들의 관심과 정성이 있어야 제 기능을 십분 발휘하는 법, 오히려 이것이 오염의 온상이 되어 버리거나, 안심하고 사 마시던 비싼 물의 유통기한이 아슬아슬하여 마시고도 혹시 무슨 탈이나 생기는 것은 아닌지 걱정하는 경우가 많다.

물은 우리에게 편하고 쉬운 것 보다는 '정성'을 원한다. 그러니 어차피 기울여야 하는 관심과 정성이라면 기기나 용품에 의존하지 말고 스스로 나서서 물과 커뮤니케이션을 해보자. 건강을 생각하는 작은 관심과 의지만 있다면 크게 돈 안들이고도 더욱 안전하게 오염된 물의 독소를 제거할 수 있다. 게다가 필요로 하는 신체부위의 증상에 따라 물을 언제든 만들어 쓸 수도 있으니 더욱 좋다.

매일 먹고 마시는 생활용수인 수돗물을 맛있는 물로 바꾸기 위해서는 우선 수돗물 속의 염소를 제거하고 물을 알카리수로 만들어 물분자 클러스터를 적게 하면 된다.

방법은 간단하다. 숯, 화강암, 도자기, 자석 등을 이용하면 시

병자는 정상적인 사람보다도 자기 영혼에 한결 더 접근하는 법이다 – M. 프루스트

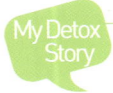

중에서 판매되고 있는 미네랄 워터 수준의 물을 간단하게 만들수 있다. 우리 주변에서 쉽게 찾을 수 있는 숯과 돌은 미네랄 성분 덩어리이다. 숯은 다공성이어서 물 속의 미립자와 오염물질을 흡착한다. 그리고 숯과 돌은 원적외선이라는 미약한 전자파를 방출하여 물분자끼리의 수소결합을 절단하고 클러스터를 작게 하며 미네랄 성분을 용해시켜 알카리성 물로 바뀌게 한다. 게다가 물에 환원력을 주어 수돗물 속의 염소를 무해한 염소이온으로 변화시킨다. 이 방법으로 정수한 물은 시판되는 미네랄 워터 이상으로 효소활성과 계면활성력이 뛰어나다.

이제 숯과 돌을 준비해 보자. 대나무숯, 참나무숯, 화강암, 맥반석, 흑요석, 토르말린 등은 수질을 향상시키는 효과가 확인된 것들이다. 이것들을 뜨거운 물에 끓여서 말리고 물병과 물탱크의 바닥부분에 가라앉혀 하룻밤 놔둔다. 준비하고자 하는 물이 1리터라면 가라앉힌 숯 또는 돌의 양은 10그램, 10리터라면 1킬로그램의 비율로 만들면 된다. 그리고 이렇게 물 속에 가라 앉힌 숯 또는 돌은 1~2개월에 한번씩 펄펄 끓여서 햇빛에 말리면 다시 사용할 수 있다.

이런 방법은 나쁜 물의 독소와 떫고 쓴맛을 제거하여 좋은 물로 성질을 바꾼다. 좋은 물로 요리한 밥과 음식, 차와 커피는 맛이 좋다. 좋은 물은 커피나 녹차성분을 수돗물보다 10~15%나 많이 용해시켜주기 때문이다.

사람이 병들었을 때는
그 사람의 선량한 부분
까지도 병드는 법이다
- 니체

맛있고 좋은 물이 준비되면 그 다음은 이 물로 차를 우려 마시거나 식재료를 씻어주거나 음식을 하는 데 사용하거나 피부를 씻어주거나 원하는 대로 쓰기만 하면 된다. 이로써 안전하게 변신한 물을 건강한 몸과 마음에 함께하게 된다.

바른 물 마시기는 독소를 사전에 차단한다

우리가 마시는 물과 야채, 과일 등에 함유된 수분을 몸 속으로 바르게 받아들이는 것은 오염된 물을 정수하여 좋은 물로 만드는 만큼이나 중요하다. 멋모르고 대충 먹고 마시는 물과 음식이 독이 되어 건강을 방해해서는 안 된다. 그러므로 우리 몸에 지장을 주지 않게끔 수분을 흡수하기 위해서는 바르게 물을 마시고 음식을 섭취해 주어야 한다. 이것이 체내 독소의 생성과 신체기관에 무리를 주지 않는 현명한 사전 예방책이라 할 수 있다.

첫째로 미네랄이 풍부한 물을 마시도록 한다. 우리 몸은 96%까지가 산소, 탄소, 수소, 질소로 되어 있다. 그리고 나머지 4%가 무기질이다. 미네랄이 풍부한 좋은 물은 체내에 쉽게 부족해질 수 있는 미네랄을 보충해준다. 앞서 설명하였듯이 미네랄이 우리 몸과 마음에 어떻게 영향을 미치는지 그 중요성을 이해하도록 하자.

둘째로 하루에 1.5~2리터 정도의 물을 고르게 나누어 마신다. 특히 아침에 일어나 눈을 뜨자마자 물 한 컵을 마시면 변비가 예

여행을 하는 것이나 병에 걸리는 일은 자기 자신을 반성한다는 점에서 공통점이 있다
– 다케우치 히토시

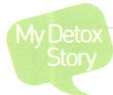
방되고 배설을 도와 장에 쌓인 노폐물 등이 쉽게 배출될 수 있게 한다.

셋째로 하루에 필요한 수분의 70~80% 정도는 '순수한 물'로 마신다. 체내에 수분을 충분히 섭취해야 한다고 해서 커피, 차, 탄산음료, 과일향 음료 등을 많이 마시라는 것이 아니다. 우리 몸이 수분을 원할 때에는 순수한 물로 보충해 주어야 한다.

이는 당분이 함유된 음료를 많이 마시면 칼로리가 과다해져 비만, 당뇨, 고혈압 등의 질병에 걸리기 쉽기 때문이다. 게다가 몸 안으로 들어온 과잉 당분은 대사과정에서 칼슘을 결핍시켜 뼈와 치아가 약해지는 것은 물론 신경안정에까지 영향을 미친다. 또한, 차와 커피를 많이 마시면 필요 이상으로 체내의 수분을 몸 밖으로 배출하여 신장에 무리를 주므로, 물이 아닌 음료수를 마실 때에는 '차 한잔+물 한잔' 식으로 같은 양의 물을 마시도록 한다.

넷째로 식전 30분, 식사 도중, 식후 1시간 동안은 물을 마시지 말자. 특히 식사를 마치고 오렌지나 수박 등과 같은 과일은 많이 먹지 말자. 식후에 다량의 과일을 먹으면 위 속에 머무는 동안 과일에서 수분이 나오기 때문이다. 그러면 즉시 혈당치가 올라가고 이를 낮추기 위해 인슐린이 분비되고 과잉 분비된 인슐린은 곧 지방을 만들기 시작하여 비만의 원인이 된다. 이는 식사중의 경우도 마찬가지다.

참고로 빈 속에 물을 마시게 되면 체내 신진대사가 활발해져서

영혼의 병은 육체의 병 보다도 위험하고 또한 많다 – M.T. 키케로

열량을 소비하게 되므로 비만을 예방하고 위를 보호할 수 있으니, 물 마시는 타이밍에 주의를 기울이도록 하자.

　　다섯째로 운동을 할 때는 운동을 하면서, 그리고 운동을 마친 뒤에 물을 마신다.

Tip

물 연구가 후루하시 혼쇼 박사의 맛있는 물과 건강에 좋은 물의 계산식

1. 맛있는 물의 지표(OI) = (칼슘+칼륨+산화케이소) / (마그네슘+황산) :
　OI가 2 이상이면 맛있는 물
2. 건강에 좋은 물의 지표(KI) = (칼슘+0.87×나트륨) :
　KI가 5.2 이상이면 건강에 좋은 물

맛있는 물이나 건강에 좋은 물의 지표는 미네랄 성분이 낮은 연수에 대해서는 유효하지만 경도가 높은 물에 대해서는 적합하지 않은 경우도 있다. 왜냐하면, 어떤 물이든 칼슘의 이온 농도가 높은 물일수록 좋은 것으로 나타나기 때문이다. 그러나 이 계산식이 갖는 의미는 미네랄 성분의 농도가 아니라, 미네랄 성분이 균형 잡혀 있어야 한다는 것이니, 계산식의 이용시 참고하기 바란다.

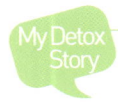

음식 해독

사람은 먹어야 움직일 수 있고 먹어야 살아갈 수 있다. 오죽하면 먹기 위해 사는가, 살기 위해 먹는가 라는 우스개 소리가 있겠으며 '금강산도 식후경이다' 라고 먹는 행위의 중요성을 이야기 했을까. 그런데 요즈음 우리의 먹거리, 먹는 행위는 건강을 챙기고 잘 살기 위한 것이 아닌 건강을 해치는 지름길이 되어버린 경우가 더 많다. 배고프거나 맛있다며 더 먹고, 기분이 좋고 나쁘다는 핑계를 대며 좀더 먹는 현대인들의 어긋난 식습관 이외에도 인공 조미료가 듬뿍 들어 있는 인스턴트 식품, 육식위주의 식사, 맵고 짜고 게다가 원재료 자체에도 독성이 숨어 있는 먹거리가 늘 함께 하기 때문이다.

게다가 내가 키워서 내가 먹는 자급 자족의 시대가 아니라 먹거리를 생산하는 그룹과 그 먹거리를 구입해서 먹는 그룹이 나뉘어져 있고, 이런 행위도 국내에만 국한된 것이 아니라 전 세계적으로 이루어져 있기 때문에 사실 '믿고 먹기' 가 참 힘든 것이 요즈음의 현실이다.

잔칫상에서나 가끔 구경할 수 있었던 고기가 하루 세끼에 한번씩은 빠짐없이 오를 정도로 육식중심으로 식습관이 바뀌다 보니 우리가 먹어야 할 고기가 모자라 세계 각지에서 수입까지 해서 먹는 지경에 이르렀다. 국내의 대량 수요 요구에 맞추어 공급을

오래된 병은 삶을 침범한다 – 캐슬린 루이스

하려고 하니 사육관리자들은 성장촉진 호르몬과 사료첨가물을 포함한 여러 가지 약제를 가축에 투여한다. 사육장에서 기르는 미국 소 전체의 95%가 현재 성장촉진 호르몬을 투여 받고 있으며, 미국에서 사용되고 있는 모든 제초제의 80%는 옥수수와 콩에 살포되고 가축들이 이런 곡식을 사료로 먹고 자란다는, 미국의 환경운동가로 널리 알려진 제레미 레프킨이 발표한 자료를 보면 고기 먹는 것이 두렵단 생각이 들 정도이다.

어디 이 뿐인가. 하루가 멀다 하고 납을 채운 꽃게라던가, 폐사한 동물을 가공해 만든 육가공품, 원재료와 기재된 재료가 다른 인스턴트 식품, 비위생적인 음식들에 대한 뉴스와 기사가 나오고 있는 요즘 사실 먹는 문제만큼 피부에 와 닿는 고민도 없을 것이다.

 Tip

먹거리에 숨어있는 4대 독소

수은 : 알레르기성 피부염이나 냉증을 일으키는 독소이다. 오염된 어패류 등에서 중독된다.

카드뮴 : 골다공증을 유발하며 담배나 배기가스, 잔류 농약 등에서 중독된다.

납 : 현기증과 만성 피로, 빈혈, 두통을 유발하며 어패류나 물, 배기 가스 등에서 중독된다.

비소 : 손발 저림과 두통을 유발하며 잔류 농약이나 오염된 물에서 중독된다.

가장 좋은 먹거리 방법은 '제철에 나온 깨끗한 식재료를 그대로 섭취하는 것'이지만 외식이 잦고, 어쩔 수 없이 구입한 식품을 먹어야 하는 현대인이 이를 실천하기는 어렵다. 그렇다면 방법은 하나이다. 매번 챙겨 먹을 수는 없지만 독소를 배출하는 해독 음식을 찾아먹기 위한 노력을 기울이는 수 밖에.

우리 몸에는 해독을 담당하는 기관이 있다. 바로 간이다. 하지만 스트레스와 술, 불규칙적인 생활은 간을 지치게 만들기 마련이고 '침묵하는 장기'라고 불릴 만큼 아프거나 지친 것을 잘 표현하지 않는 간은 결국 제 기능을 못하고 정지할 때까지 혹사당하기 마련이다. 한의원이나 병원에서 약물을 이용한 간해독을 실시하는 것도 이 간이 제 위치를 찾아야 몸의 자정능력이 돌아오기 때문이다. 간이 심하게 지쳐 있거나 망가져 있는 상태라면

Tip

간의 역할?

간은 담즙을 분비할 뿐 아니라 각종 대사 역할을 한다. 당질, 단백질, 지방질, 비타민 등이 모두 간을 거쳐간다. 또한 체내의 유해물질을 분해해서 무독화시킨 후 배출을 시키고 이물질을 잡아내서 분해하는 역할도 한다. 이처럼 간은 우리 몸의 수문장 역할을 하는데 유해 물질을 몸 속으로 많이 들일수록 간이 해독할 것이 많아지고, 그러다 보면 간은 점점 지치게 된다.

의학의 힘을 빌려야겠지만 그렇지 않다면 간을 보호하는 식품, 간 해독을 위한 음식을 꾸준히 섭취하며 생활 속에서 건강을 챙겨 보는 것도 한 방법이다.

간 해독에 효과가 있으면서 가장 쉽게 구해 먹을 수 있는 식재료는 미나리이다. 미나리에는 강력한 해독효과가 있어서 흔히 복어 등을 먹을 때 곁들이거나 매운탕 등에 넣어 비린내를 제거하는 데 쓰인다. 또한 혈액을 정화하는 기능이 있어서 당근이나 시금치 등과 혼합해서 생즙을 내면 혈액 중의 산소 운반량을 높여 주어 혈액순환에 좋은 효과를 낼 수 있다. 이 외에도 해독에 좋은 몇 가지 식품과 그 식품을 이용해서 해먹을 수 있는 간단한 요리를 소개한다.

- 더덕 – 혈액 안의 과잉 콜레스테롤을 낮추어 주고 환경 호르몬을 배출하는 효과가 있다.
- 고구마 – 비타민A가 풍부하고 섬유질이 많아서 장내 노폐물을 배출하는 효과가 있다. 또한 세포 노화를 막는 역할도 한다.
- 우엉 – 우엉에 풍부하게 들어 있는 아놀린은 노폐물을 배출하는 효과가 있다. 또한 신장 기능을 좋게 만들어 주기 때문에 순환기 이상으로 잘 붓는 사람에게 좋다.
- 도라지 – 혈액 안의 노폐물을 배출하는 효과가 있으며 면역력을 강화시켜준다.

오래 살기 위해서는 느긋하게 사는 것이 필요하다 – M.T. 키케로

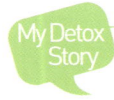
- 무 – 베타인 성분이 풍부해서 독성물질을 없애는데다가 풍부한 식이섬유가 노폐물을 배출하고 산성인 성질을 중화한다.

- 연근 – 스트레스를 낮추어주며 우울증 치료와 기력 보강에 효과가 있다. 니코틴을 배출하기 때문에 흡연자에게 좋은 식품이다.

- 양파 – 간 해독 기능을 유지시키는 글루타리온 유도체가 풍부하다. 또한 혈액을 맑게 하는 작용을 하기 때문에 피를 맑게 하는 데도 도움을 준다. 양파에는 유황성분이 들어 있는데 이는 중금속을 흡착, 담즙을 거쳐서 변으로 배설된다. 폴리페놀 성분 또한 니코틴 해독에 효과적이다.

- 모시조개 – 모시조개에 들어 있는 타우린과 호박산은 간을 강화시킨다. 간의 담즙 분비를 활성화시키는 작용을 한다.

- 마늘 – 마늘은 혈중 콜레스테롤 수치를 낮추어 주고 알리신이라는 성분이 지질과 결합,피를 맑게 하며 또한 혈관 확장으로 전신 해독에 효과가 있다. 다량 함유된 유황 성분이 수은, 비소등의 축적을 막아준다.

- 다시마, 미역, 김 – 해조류에 포함된 알긴산은 중금속과 환경호르몬을 흡착, 배설하는 데 효과가 좋다. 특히 다시마는 불필요한 지방과 염분을 흡착하는 효과가 뛰어나다.

- 복숭아 – 체내의 니코틴을 해독하고 폐를 보호한다.

- 토마토 – 토마토에 포함된 구연산 역시 니코틴을 해독하고 라이코펜 성분은 폐암을 예방한다. 라이코펜 성분은 열에 강한

완전한 건강은 완전한
아름다움과 마찬가지로
드문 일이다. 완전한
병도 드문 일로 보인다
– 피터 미어 라뎀

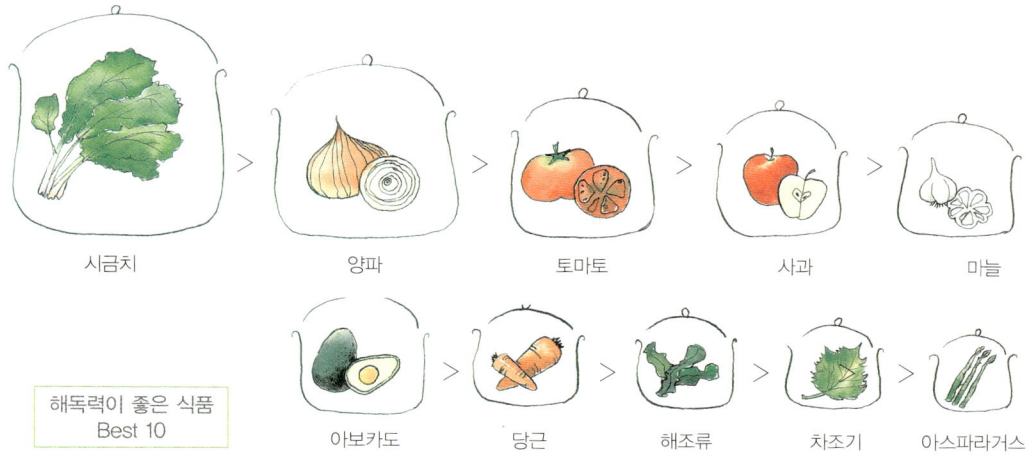

시금치 > 양파 > 토마토 > 사과 > 마늘

아보카도 > 당근 > 해조류 > 차조기 > 아스파라거스

데다 지용성 성분이기 때문에 올리브 오일 등으로 조리해 먹으면 더 활성화 된다.

■ 오이 - 오이에 들어 있는 칼륨 성분이 나트륨과 중금속을 배출시킨다. 또한 아스코르비나아제라는 성분이 알코올 분해를 하기 때문에 숙취에도 좋다.

■ 부추 - 간 기능 강화와 혈액순환에 좋다. 나쁜 피를 배출시키고 스테미너를 높여주며 항암효과도 있는 것으로 알려져 있다.

위에서 제시한 식재료들은 각종 환경 호르몬과 독소에 노출되어 있는 신체를 정화하는 기능이 뛰어난 대표적인 식품이다. 잘 기억해 두었다가 보일 때마다 챙겨 먹는 것은 어떨까. 세끼 밥상에 보약이 있으니 말이다.

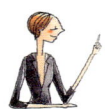

해독 요리 10가지

고구마 만주

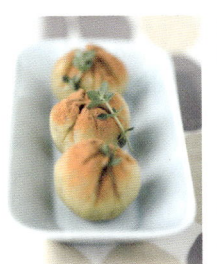

고구마 세 개, 버터 한 숟갈, 생크림 반 컵,
꿀 세 숟갈, 계피가루 약간

1 고구마는 깨끗하게 씻어서 삶은 후 껍질을 벗긴다.
2 고구마를 으깬 후 버터를 넣고 잘 섞는다.
3 식힌 후 생크림과 꿀을 넣고 섞는다.
4 둥글게 빚은 후·계피가루를 약간 묻힌다.

오이 미나리 초무침

오이 한 개, 미나리 한줌, 간장, 액젓, 고춧가루,
참기름, 다진 마늘, 깨, 꿀

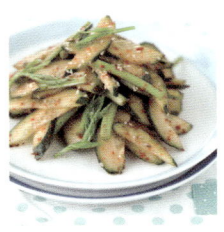

1 오이는 소금으로 겉을 문질러 씻은 후 어슷하게 썬다.
2 미나리는 먹기 좋은 크기로 썰어둔다.
3 고춧가루 한 숟갈 기준으로 간장 한 숟갈, 액젓 한 숟갈, 참기름
　두 숟갈, 꿀 한 숟갈, 다진 마늘 한 숟갈을 넣어 버무린다.

돼지고기 보쌈

돼지고기 목살 혹은 삼겹살 1근, 월계수 잎 1장,
통후추, 원두커피 콩 한 스푼, 된장 한 숟갈

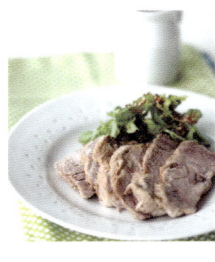

1 돼지고기는 덩어리로 준비한다.
2 모든 재료를 넣고 삶은 후 겉절이 등과 함께 먹는다.

해초 말이

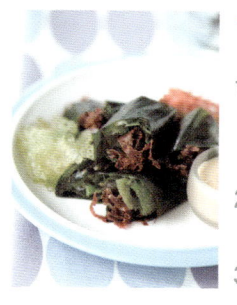

각종 해초, 다시마, 땅콩 버터, 땅콩, 참기름, 꿀, 참치 액젓

1 톳, 한천, 갈래곰보, 세모가사리, 진드발, 불등가사리 등의 해초는 대부분 염장이므로 두 세시간 정도 물에 담가 염분을 제거한다.

2 다시마도 물에 여러 번 헹궈서 염분을 제거한 다음 사방 10cm 정도로 네모지게 자른다.

3 땅콩 버터에 땅콩을 다져 넣고(땅콩이 씹히는 버터이면 안 넣어도 됨) 참치 액젓 한 숟가락, 꿀 두 숟가락, 참기름 두 숟가락을 넣어 소스를 만든다.

4 해초를 다시마에 싼 후 소스에 찍어 먹는다.

토마토 카프레제

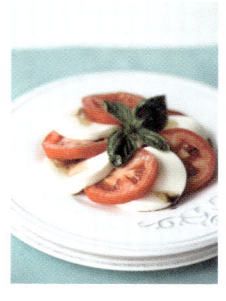

토마토 두개, 연두부 하나, 발사믹 식초 1/3컵, 꿀 1/3컵, 바질, 올리브 오일

1 토마토는 잘 씻어서 납작하게 썬다.

2 발사믹 식초와 꿀을 섞어 졸여준다. 양이 반쯤 되면 식힌다. 끈적끈적 해지면 완성.

3 바질은 잘게 다져서 올리브 오일과 섞는다.

4 연두부는 숟가락으로 얇게 포를 떠서 토마토와 크기를 맞춘다.

5 토마토와 연두부를 번갈아 가며 담고 올리브 오일을 뿌린 후 발사믹 소스를 얹는다.

마늘칩스

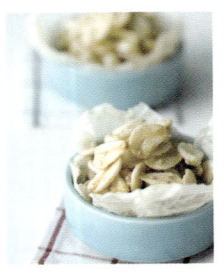

통마늘 4통, 참기름, 소금 약간

1 마늘은 껍질을 깨끗하게 까서 씻은 후 납작하게 썬다.
2 참기름을 달구어 마늘을 튀긴 후 마지막에 소금을 뿌려 뒤적인다.
3 기름을 빼면서 식힌다.

꽃 양파 튀김

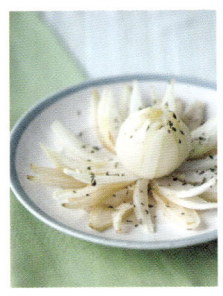

양파 두 개, 튀김가루 약간, 올리브오일

1 양파는 밑둥이 잘리지 않게 위에만 칼집을 낸다 (8개정도).
2 튀김가루를 묻힌 양파를 올리브 오일에서 튀겨내면 꽃처럼 벌
  어진다.

아몬드 새우 볶음

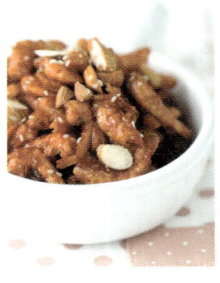

아몬드 한 주먹, 마른 새우 한 주먹, 고추장 한 숟가락,
꿀 두 숟가락

1 아몬드를 먼저 기름 없는 팬에 약한 불로 볶아서 바삭하게 만든다.
2 바삭해진 아몬드에 올리브유를 두르고 마른 새우를 넣어 볶
  는다.
3 골고루 익으면 고추장과 꿀을 넣어 버무린 후 다시 한 번 전체
  적으로 볶아준다.

뿌리채소 요리

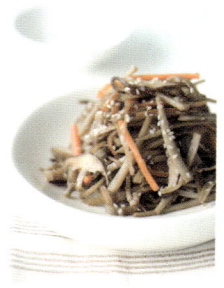

우엉, 연근, 당근, 감자, 표고버섯, 다진 마늘, 간장, 설탕,
참기름, 깨소금

1 연근과 우엉은 껍질을 벗겨 채 썬 후 식초물에 담가 갈변 현상
을 막는다.

2 당근과 감자도 얇게 채를 썰어 물에 담가 둔다.

3 표고버섯은 채를 썰어둔다.

4 간장 세 숟갈에 설탕 반 숟갈, 다진 마늘 반 숟갈, 참기름 두 숟
갈을 넣고 섞어 양념장을 만든다.

5 기름을 두른 팬에 연근과 우엉을 먼저 센불에서 볶다가 당근과
감자를 넣는다.

6 마지막으로 표고버섯을 넣고 양념장을 두른 후 어우러지게 볶
는다.

더덕구이

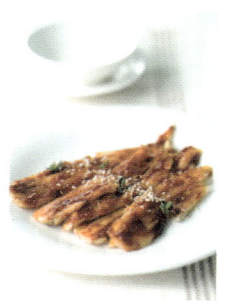

더덕 다섯 개, 고추장, 마늘 다진 것, 참기름, 꿀

1 더덕은 껍질을 까고 얇게 다져서 평평하게 편다.

2 소금물에 담가 아리고 쓴 맛을 뺀 후 물기를 뺀다.

3 찜기에 살짝 찌거나 식용유를 발라서 살짝 초벌구이를 해준다.

4 고추장 세 숟가락에 꿀 한 숟가락을 넣고 간장이나 소금을 약
간 더해서 간을 한다.

5 참기름을 두른 팬에서 양념장을 더덕에 골고루 발라서 굽는다.

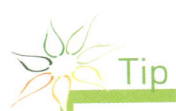

환경호르몬이란?

환경호르몬의 또 다른 이름은 '내분비계 장애물질'이다. 이는 호르몬도 아니면서 우리 몸 속으로 들어와 호르몬인 척 한다는 말이다. 때문에 이러한 장애 물질을 호르몬으로 착각하고 받아들인 우리 몸은 면역 기능 이상, 기형아 출산, 성장 불량 등의 각종 오류를 범하게 된다.

이러한 성장 호르몬은 산업 발달과 무관하지 않다. 우리가 너무나 흔하게 쓰고 있는 일회용기, 플라스틱, 알루미늄 등에서 다량 배출되기 때문이다. 쓰레기를 태울 때 발생하는 다이옥신이나 오염된 어패류 등을 통해서 흡수하게 되는 수은, 그리고 카드뮴이나 납 등의 중금속, 농산물에서 전이되는 농약과 살충제 게다가 각종 생필품에 다양하게 쓰이는 소재에서 발생하는 심각한 환경 호르몬은 단지 내가 조심한다고 해서 피해지는 것이 아니라서 그 심각성이 더 크다.

아무리 조심해도 단지 헤어 드라이어로 머리를 말리고, 플라스틱 물병으로 물을 마시고, 수도관을 통해 빠져 나온 물을 이용하기만 해도 환경 호르몬에 노출되기 때문이다.

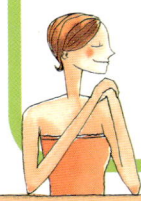

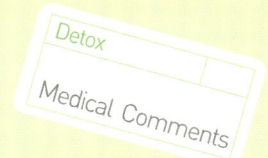
마이너스 건강법과 장해독

사람의 신체구조는 음식을 섭취하면 그 음식물이 위장을 통해 소화되고 그 중에서도 중요한 영양소는 비장의 도움으로 전신의 영양흡수에 도움을 주게 된다. 또한 소화되고도 영양소로 활용되지 못한 물질은 소장과 대장을 거쳐 소변과 대변으로 배출된다. 물론 영양흡수에 도움이 되던 영양소들도 수분대사과정을 거치면서 땀으로 배출되는 경우도 있다.

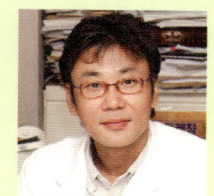

김상우
정신의학박사
휴클리닉 원장

항상 그렇듯이 소화와 영양흡수가 원만하다면 문제가 될 것이 하나도 없다. 하지만 피로, 감기, 나이, 스트레스 등은 체내의 대사에 영향을 주고 소화나 영양흡수에 장애를 주어 담음痰飮과 어혈瘀血을 만든다. 담음이란 수분대사가 원만치 않아 발생하는 병리적인 산물이고, 어혈은 혈액대사의 문제로 인해 발생하는 병리적인 산물이다.

이러한 것이 우리 몸에 오랫동안 누적이 되게 되면 몸의 정상적인 활동을 방해해서 독소로 자리잡게 되는데, 이럴 경우 우리 몸은 쉬 피로하게 만들거나, 감기를 달고 다니게 만들거나 나이에 비해 늙어 보이게 하며, 변비, 여드름, 아토피, 만성피로감, 관절통, 어깨 결림 등의 여러 가지 불편한 증세를 만들게 되는 것이다.

환자들에게 제일 많이 받는 질문중의 하나가 '무엇을 바르면 피부가 좋아지는가' 이다. 그러면 지금 변비가 있는지, 소화가 잘되는지, 생리에 이상이 없는지, 담배를 피우는지, 잠을 충분히 자는지, 운동을 하는지, 음식은 무엇을 어떻게 먹는지, 스트레스는 어느 정도인지 이런저런 질문을 던져본다. 이렇게 질문과 대답을 하다 보면 어느새 문제점을 발견하기 때문에 본론으로 넘어가는 경우는 별로 없다. 보통의 경우, 증상을 개선시키기 위해서는 무언가를 몸에 플러스해야 된다는 강박관념에 사로잡혀 있어서 어떤 특수 성분이 들어간 크림 등을 몇 개씩 덧바르며 피부가 좋아지기를 기다린다.

그러나 어혈이 많이 쌓여 생리통이 심하고 근육이 자주 뭉치면서 혈액순환이 제대로 되지 않는 사람에게 어떻게 촉촉하고 화사한 피부가 가능하겠는가. 또한 변비가 3일 이상 지속되면서 혈액 중에 독소가 녹아서 흐르고 있는데 아무리 좋은 화장품인들 어떤 효과를 발휘할 수 있을 것인가. 특히 대장은 피부와 가장 민감한 반응을 보이는 곳으로 대장의 문제를 일으킬 수 있는 정제식품, 가공식품, 고지방, 저섬유질, 설탕, 밀가루, 방부제 등의 식품은 시간이 지남에 따라 영양소 섭취, 수분 흡수, 대변 배설 같은 기능을 상실케 함으로써 변비를 유발하고 장내 분변을 퇴적층처럼 쌓이게 한다. 이런 기전으로 독소에 오염된 우리 몸을 정화하는 해독 프로그램 중에 장해독법이 있다.

장해독 요법은, 화학약품을 사용하지 않고 해독 한약제와 정수된 물을 직장을 통하여 안전하고 부드럽게 유입하는 것으로, 정상적인 기능을 잃은 대장의 상태를 자연스럽게 치유해준다. 장해독 요법은 대장벽에 적체되어 있는 숙변을 효과적으로 제거함으로써 변비, 설사, 두통, 어지러움, 비만 등 헤아릴 수 없이 많은 증상을 개선해주며 감염에 대한 저항력도 길러준다. 또한 대장벽에 쌓여 있는 숙변을 제거하면 유익한 균이 장내에서 증식하기에 좋은 환경이 되어 질병을 유발하는 박테리아가 억제되면서 질병과 증세가 호전되는 것이다.

이외에도 한의학에서는 해독을 위해 한약에 의한 약물치료나 사혈요법을 사용하며, 치료에 도움을 주기 위해 뜸요법이나 운동요법, 생활교정요법 등을 병행하기도 한다.

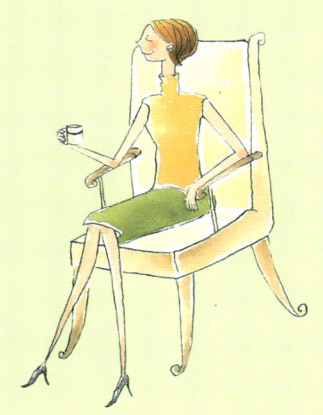

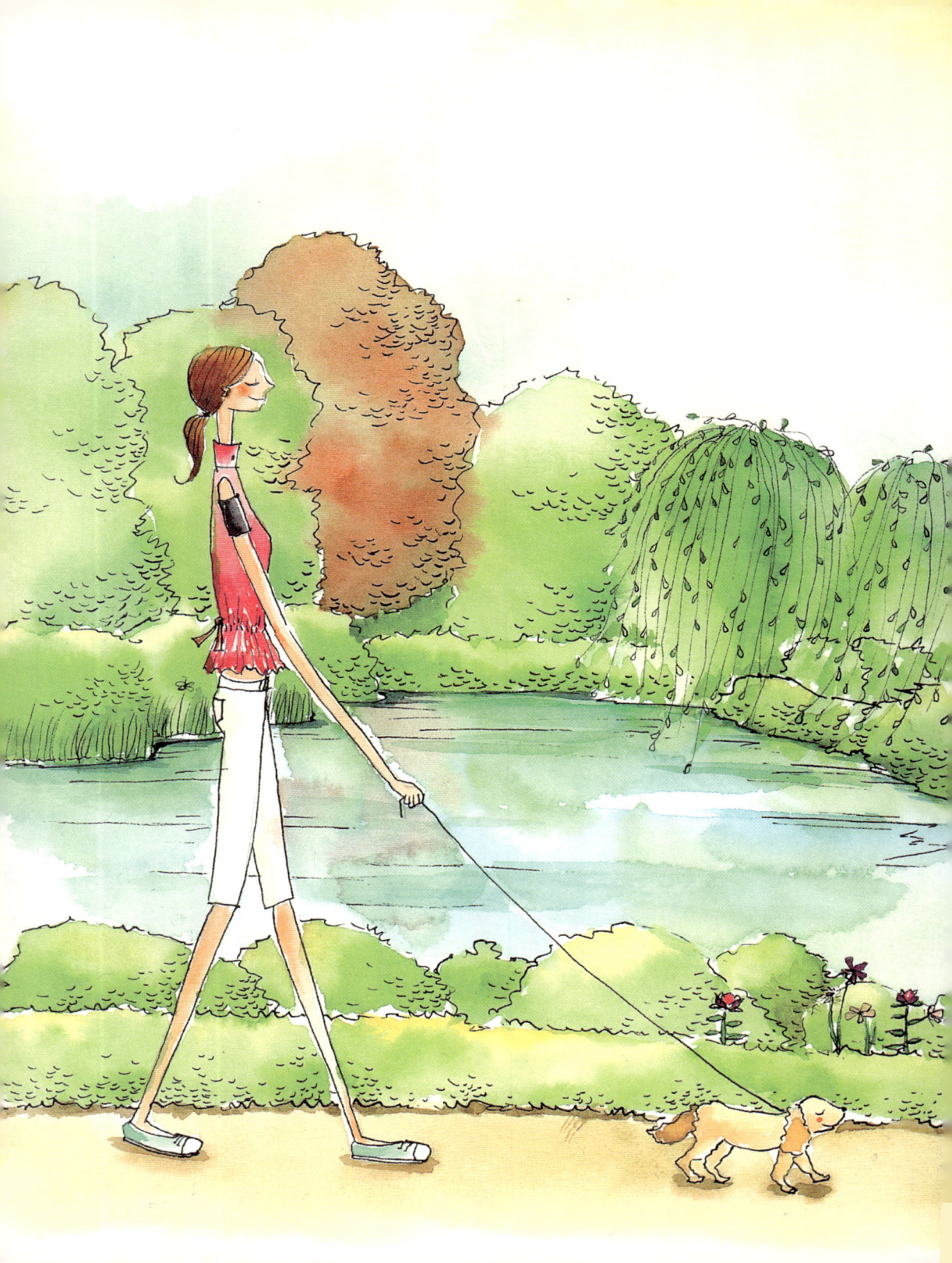

독소 치료하기

해독에 관한 모든 행위는 결코 특별하지 않다. 해독의 가장 좋은 방법은 생활 속에서 습관처럼 체득해서 평생 가지고 가는 것이다. 호흡법을 익혀서 숨쉬는 것 자체를 건강의 요령으로 삼거나 명상으로 마음을 해독하고 운동, 지압, 맛 사지, 씻는 행위 등의 해독 방법을 생활 습관으로 만들자. 건강은 잘 살기 위한 '특별함' 이 아니라 기본 중의 기본이기 때문이다.

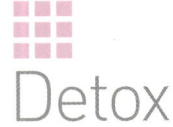

뇌운동으로 마음 치료하기

흔히 사람들은 마음을 비운다는 말은 해도 마음을 단련한다는 말은 잘 하지 않는다. 아마도 마음에 담기는 것이 유형의 것이 아니라 무형의 것이기 때문일 것이다. 하지만 분명 마음도 단련을 해야 한다. 희로애락애오욕의 감정을 느끼되 한 번 정화해서 받아들이는 것은 마음 수련을 통해서만이 가능하다. 한 번 걸러진 감정은 어떤 일을 당해도 침착하게 만들어 주고 또한 분별하고 추진하는 데 있어서 실수를 적게 하도록 만들어 준다.

사실 몸의 병도 마음에서 기인하는 것이 많기 때문에 마음에 독소가 쌓이지 않고, 쌓이더라도 바르게 비워지고, 치료가 되면 신체의 건강도 자연스레 챙겨지게 된다. 건강한 마음에 건강한 몸이 만들어 지고, 건강한 몸에 건강한 마음이 깃들게 되는 순환

원리라고나 할까.

그렇다면 대체 마음 단련은 어떻게 해야 하는 것일까.

사실 마음을 컨트롤한다는 것은 거의 불가능하다. 사랑의 감정이 제어가 안되고, 미워하는 감정이 눌러지지 않는 것은 이성으로 할 수 있는 문제가 아니다. 다만 이러한 감정을 조절하는 기관인 뇌를 단련하고 뇌 운동을 통해 얼마간의 제어력을 얻을 수는 있다. 물론 꾸준히 오랜 시간 노력을 해야 하지만 뇌를 단련함으로 해서 얻는 것은 감정 제어뿐이 아니기 때문에 충분히 가치가 있다.

우리 몸의 청정 장기, 뇌

약 20㎝의 길이와 20㎝의 너비, 15㎝의 깊이를 가지고 있는 350g 정도의 뇌를 지니고 사람은 태어난다. 이 뇌는 성인이 될 때까지 1200g에서 1400g 정도까지 그 부피가 커지는데 이 때 뉴런은 천억 개 이상 만들어지게 된다. 뇌는 생후 3년 동안 급속하게 발전하고 어른이 된 이후에는 거의 발전이 없다고 알려져 있었지만 최근 들어 뇌에 대한 연구가 활발해 지면서 뇌야말로 죽을 때까지 발전하는 장기이고, 뇌의 능력이야 말로 아직 다 밝혀지지 않은 미지의 영역임을 알게 되었다.

사실 뇌는 항균상태에 가까운 기관이다. 우리의 뇌 속에는 뉴

인간을 죽이는 병 또한 인간을 지키려고 하는 본능과 똑같은 자연의 힘이다
- 조지 산타야나

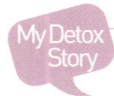
런이라는 신경 세포가 존재하는데 이 뇌세포는 하루에 10만개 정도 손실된다. 뉴런이 외부 자극이나 노화, 병 등으로 인해 손상되면 뉴런에 붙은 세포들이 죽은 뉴런을 세척하고 다시 새로운 뉴런을 만들어 내기 때문에 뇌는 늘 깨끗함을 유지할 수 있다.

뿐만 아니라 우리가 평소에 먹는 음식이나 사고의 방식을 조금만 바꾸어 주어도 우리는 '늙지 않는 뇌'를 가지고 살아 갈 수 있다.

늙지 않는 뇌는 뇌 자체의 건강뿐 아니라 신체의 건강과 마음의 건강에 까지도 크게 영향을 끼친다. 왜냐하면 우리의 모든 장기와 심리를 다스리는 기관이 바로 뇌이기 때문이다.

아인슈타인과 나의 머리는 결코 다르지 않다

우리는 흔히 타고난 머리가 나빠서 공부도 못하고 일도 못한다는 핑계를 댄다. 간혹 부부가 자식을 놓고 싸울 때 서로 상대방의 머리를 닮아서 애가 성적이 안 좋은 것이라는 말을 하는 경우가 있다. 이는 태어날 때부터 그 용량과 잠재력이 정해진 뇌를 가지고 태어났을 것이라는 잘못된 인식 때문이다. 하지만 뇌는 성장도 하고 변화도 하며, 쓰지 않으면 퇴보도 하는 기관이다. 뇌의 능력은 개발하기에 따라 또 어떻게 사용하고 어떻게 다루느냐에 따라 달라진다. 그렇기 때문에 우리는 모두 아인슈타인

음식의 절제는 우리에게 육체의 건강을 주고, 우호의 절제는 정신의 평정을 준다 - 베르나르댕 드 쌩삐에르

이 될 수도 있고 치매 노인이 될 수도 있는 양극단의 가능성을 가지고 살아가는 것이다.

뇌에서는 50여 가지가 넘는 신경 전달물질이 분비된다. 이들 신경 전달물질은 우리 몸의 건강과 마음의 건강에 지대한 영향을 끼친다. 예를 들어 뇌가 분비하는 세로토닌이라는 전달물질은 우울증을 완화시켜주는데, 이 세로토닌을 만들기 위해서는 아미노산의 일종인 트립토판이라는 물질이 필요하다. 그러면 세로토닌을 만들고자 하는 뇌는 우리 몸에 어떤 명령을 내릴까. 아미노산이 풍부한 식품을 먹고 싶은 식욕에 대한 명령을 내릴 것이다. 어른들이 흔히 말씀하시는, '먹고 싶은 것은 몸이 그 영양소를 원하기 때문이니 먹어주어야 한다' 라는 말은 사실은 '뇌가 명령을 내리는 것이니 먹어주어야 한다' 라는 말로 바꾸어야 할지도 모르겠다.

늙으면 치매가 온다는 것도 사실은 섣부른 판단일 수 있다. 치매는 기억력에 필수적인 신경 전달물질인 아세틸콜린의 분열 때문에 오는 것이지 노화에 의한 것이 아니다. 치매 예방을 위해 아세틸콜린을 많이 분비시킬 수 있는 콜린이라는 성분이 들어 있는 음식들을 찾아 먹어보는 것은 어떨까. 뇌 세포는 끊임없이 만들어지고 정말 중요한 것은 이 뇌세포를 어떤 식으로 활성화시켜서 세포끼리 연결되어 있는 끈을 튼튼히 만드는 것인가 하는 것이니 말이다.

일찍 자고 일찍 일어나는 것은 건강, 부(富), 지혜를 낳는다
– 벤저민 프랭클린

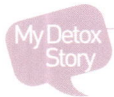
옛날 이야기 중에 이런 이야기가 있다.

옛날 옛날에 한 나라가 있었는데 그 나라의 풍습 중에 부모가 늙으면 산에 가져다 버리는 고려장 제도가 있었다. 모든 국민이 나이 70이 되면 산에 버려지는 신세가 되었는데 그 나라 재상의 어머니도 어느덧 70세 생일을 맞게 되었다. 하지만 효심이 지극했던 재상은 차마 어머니를 버리지 못하고 집 뒤쪽 골방에 어머니를 숨겨두고 몰래 몰래 음식을 가져다 드리며 어머니를 봉양했다.

그런데 하루는 그 나라에 이웃나라의 심술궂은 사신이 와서 어려운 문제를 내며 임금을 곤경에 빠트렸다. 똑같이 생긴 두 마리 말 중에 누가 어미고 누가 자식인지 맞추지 못하면 조공을 엄청나게 받아가겠다는 문제였는데 절대 손을 대서는 안 된다는 조건이 걸려 있어서 내로라 하는 지식인이며 말 전문가들도 그 문제를 맞추지 못해 조정이 온통 근심으로 가득했다.

효자인 재상 역시 나라의 큰 일이 걸린 사건인지라 온 얼굴에 수심이 가득 찬 채 집으로 돌아와 어머니께 문안을 여쭈었는데 아들의 표정을 살피던 어머니가 무슨 일이냐고 물었다. 재상이 자초지종을 얘기하자 그 어머니는 너무나 쉬운 문제를 가지고 고민했다며 답을 알려주었고 다음날 재상은 궁궐로 들어가자 마자 어머니가 알려주신 방법대로 하여 말을 가려내는 데 성공했다.

어머니가 알려준 방법은 이랬다. 아주 맛있는 먹이를 가져다 주면 먼저 먹는 놈이 있고 나중에 먹는 놈이 있는데, 먼저 먹는 놈이 자식이고 나중에 먹는 놈이 어미라는 것이다. 아니나 다를까 정말로 먼저 먹는 놈이 자식이었던 것이다. 결국 이웃나라 사신은 아무 말도 못한 채 자기 나라로 돌아가고 포상을 하겠다는 임금에게 재상은 이것이 나라의 법을 어기면서까지 모신 어머니의 지혜였다는 사실을 털어 놓았다.

노인의 지혜로 나라의 위기를 넘긴 그 나라는 그날부터 고려장 제도 대신 극진한 노인 공양 관습이 생겼다는 이야기이다.

우리는 이처럼 살면서 노인들에게서 많은 지혜를 얻는다. 분명 젊은 사람들보다 뇌세포도 적고, 새로 배우는 일도 느린 노인들이지만 어느 순간 깜짝 놀랄 만큼의 지혜를 발휘하는 이유는 무엇일까. 바로 뇌의 원숙미 차이이다. 뇌는 기억창고와 학습창고가 있는데 이 기억창고에 저장되는 것이 바로 언어, 판단력 등의 결정화된 지능들이다. 이 지능들은 나이가 들수록 더욱 무르익게 되어 학습, 순발력 등의 유동적인 지능과는 다른 우월성을 보여준다. 이 말은 다시 말하자면 기억창고를 차곡차곡 쌓아가면서 학습 창고의 뇌를 늙지 않게 유지 한다면 치매는 물론이고 '젊게 살 수 있는 비결'을 찾을 수 있다는 말과도 같다.

사람이 스트레스를 받거나 화를 내거나 긴장을 하면 뇌에서는 노르아드레날린이라는 호르몬이 분비되는데 이 노르아드레날린은 독성이 있어서 병이나 노화를 촉진시킨다. 노르아드레날린이 혈관을 수축시키고 수축된 혈관이 피의 흐름을 방해하고 결국

자기 병을 숨기는 자는
낫기를 기대할 수 없다
– 이디오피아 격언

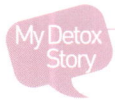

이 때문에 활성산소가 발생해서 각종 병을 야기시키기 때문이다. 반면에 β-엔돌핀은 우리가 기쁠 때, 긍정적인 생각을 할 때 발생하는 호르몬인데 이는 면역력을 높여주고 쾌감을 주며 기억력의 상승을 가져오기도 한다.

뇌의 호르몬을 만들기 위해서는 단백질이 꼭 필요하다. 그렇기 때문에 뇌의 건강을 위해 적정량의 단백질을 섭취하는 것은 꼭 필요하다. 특히 뇌 건강을 위해서는 아미노산이 꼭 필요하기 때문에 평소 식생활을 할 때 양질의 아미노산을 섭취할 수 있는 식단을 신경 써서 먹어주는 것이 좋다. 그렇다고 해서 과도하게 보조식품 등을 동원해서 아미노산을 섭취할 필요는 없다. 아미노산을 우리 뇌가 꼭 필요로 하기는 하지만 그것을 저장할 수 있는 것은 아니기 때문이다. 그렇기 때문에 가장 좋은 것은 매일 꾸준히 섭취하는 것이다. 콩이나 살코기를 통해 저지방, 고단백을 섭취하도록 하자. 고기 등을 먹으면서 반드시 지방 섭취를 제한해야 혈관 막힘 없이 건강한 생활을 유지할 수 있음도 잊지 말자.

신비한 뇌의 비밀

우리 인간의 뇌는 원뇌와 대뇌변연계 그리고 대뇌피질의 3중 구조로 이루어져 있는데 인간이 포유류 중 가장 높은 지능이 있고, 동물과 다른 뇌의 역할을 할 수 있는 것은 뇌가 좌뇌와 우뇌로 등분이 되어 각각의 역할을 분담하기 때문이다.

흔히 우뇌는 감정과 직감 등에 관여가 되어 있고 좌뇌는 기억력, 논리력 등에 관여가 되어 있는데 사람들은 대부분 좌뇌를 더 활성화 하면서 살아가고 우뇌는 상대적으로 덜 쓰면서 살아간다. 결국 두 개의 두뇌가 주어졌지만 하나만 발달시키고 나머지 하나는 발달을 시키지 않고 있다는 말과 같다. 특히 우리가 '지혜'라고 부르는 것들 혹은 본능이라고 부르는 것들은 대부분 우뇌에서 관장한다. 즉 선천적으로 타고난 것들이 우뇌에 있다는 말인데 이는 다시 생각하면 인류의 모든 지혜와 노하우가 우뇌에 저장되어 있는데 우리가 그것을 발달시키지 못하고 사장시키며 살아간다는 말과 같다.

이 우뇌는 심리와도 긴밀히 연관되어 있기 때문에 우뇌를 발달시키기 위해서는 마음을 다스리는 마음 공부도 함께 병행해야 한다. 뿐만 아니라 뇌를 발달시킬 수 있는 음식을 먹어주어서 연료로 삼아주어야 하고 신체를 움직이는 운동을 통해 자극을 주어 잠들어 있는 우뇌가 깨어날 수 있도록 해주어야 한다.

앞서 이야기한 명상으로 마음공부를 하고 저지방 고단백의 식사로 뇌에 영양을 공급해주자. 그리고 가벼운 운동을 통해 근육을 만들고 그 근육이 뇌로 하여금 끊임없이 몸을 움직이고 세포를 만들어 내야 한다는 사실을 인지시키도록 하자. 운동의 구체적인 방법은 다음 장의 몸 치료하기에서 좀 더 구체적으로 알아

My Detox Story

질병은 천 개나 있지만 건강은 하나밖에 없다 - L. 뵈르네

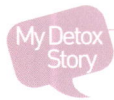

보기로 하고 여기에서는 뇌를 기쁘게 하는, 뇌를 건강하게 하는 음식을 몇 가지 알아보기로 하자.

먼저 간단하게 생각해보자. 디젤차에 휘발유를 넣고 달릴 수 있을까? 아니면 가스 충전차에 휘발유를 넣을 수 있을까? 차가 움직이는 것은 둘째치고 안전도 약속할 수 없다. 마찬가지이다. 뇌가 원하는 음식을 먹지 않고 어떻게 뇌가 원활히 움직이기를 바랄까? 그렇다면 우리 뇌는 어떤 음식을 원하는 걸까.

한마디로 뇌는 '가난한 음식'을 좋아한다. 거칠고 가공되지 않은 식품들, 신선한 음식들이 뇌가 좋아하는 음식이다. 과일과 채소, 꼭꼭 씹어 먹어야 하는 곡류, 견과류, 생선과 비타민, 무기질, 오메가-3 지방이 풍부한 기름 등이다. 뇌는 우리 몸에서 가장 지방분이 많은 기관이기 때문에 적절한 지방도 공급되어야 한다. 뇌에 이로운 지방은 올리브유 등에 들어있는 불포화 지방이나 생선 등에서 얻을 수 있는 DHA, 푸른잎 채소나 견과류에서 얻을 수 있는 리놀레산 등이다. 단 동물성 포화지방이나 마가린, 버터, 옥수수 기름이나 해바라기씨 기름 등은 제한해야 한다.

이런 음식들을 챙겨 먹었으면 의식적으로 긍정적인 생각을 자꾸 해서 우뇌를 발달시키도록 해보자. 처음부터 무작정 긍정적일 수는 없다. 우선 첫 발걸음은 '문제에서 한 발짝 떨어지기'로 시작해보자.

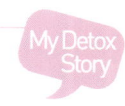

나는 드라마의 주인공이로소이다

우리는 어떤 문제가 발생하면 그 문제에 깊이 개입해서 고민을 하고 스트레스를 받는다. 그것이 인간 관계이든, 직장 일이건 우리는 종종 문제의 노예가 되곤 한다. 하지만 한 발짝 물러서서 생각해보면 오히려 쉽게 답이 나올 때가 있다.

간혹 우리는 드라마를 보면서 주인공의 상황에 몰입해서 울거나 화를 내거나 웃거나 욕을 할 때가 있다. 하지만 드라마가 끝난 후 텔레비전을 끄고 돌아서는 순간 우리는 조금 전까지 느꼈던 감정을 잊고 만다. 다시 나의 일상으로 돌아오는 것이다.

이 원리를 삶에 적용시켜 보자.

세상을 하나의 커다란 드라마 혹은 영화의 촬영장으로 상정하고, 내가 그 '프로그램' 안의 주인공이라고 생각하는 것이다. 일단 이런 생각을 하고 마음을 먹게 되면 가장 먼저 변하는 것이 사람들을 대하는 태도이다.

예전에는 상대방이 하는 말과 행동에 금방 흥분도 하고 기쁘기도 하고 서운하기도 하고 슬프기도 하며 감정 자체가 휘둘렸던 사람도 일단 '나는 세상이라는, 내 삶이라는 드라마의 주인공이다'라고 생각을 하면 휘둘림보다는 객관적인 시각이 생긴다. 즉 상대방의 행동이나 내 눈 앞에 벌어진 상황이 내 머리를 복잡하게 만드는 우울함이 아니라 하나의 '캐릭터'로 하나의 '사건'으

칼에 의해서 죽은 사람들보다는 과식과 과음에 의해서 죽은 사람들이 더 많다
– 윌리암 오슬러 경

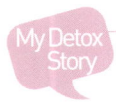

로 다가온다는 것이다.

일단 한 발짝 떨어져서 사건과 사람을 관망하다 보면 좀 더 이성적이고 실패가 적은 반응을 보일 확률이 높다. 그 뿐만이 아니라 평소의 나라면 전혀 생각하지도 못했을 말과 행동을 하게 되는 경우도 있다. 그리고 대부분의 경우 이러한 '한 발짝 떨어지기'는 스트레스를 최소화 하면서 상황을 대처할 수 있도록 도와준다.

하지만 대부분의 사람들에게 이러한 '한 발짝 떨어지기'는 실체와 형체가 없는 참으로 막연한 지침이다. 이럴 때 구체적인 도움을 주는 것이 바로 마인드 맵이다. 마인드 맵은 영국의 교육 심리학자이자 멘사 회원인 토니 부잔이 레오나르도 다빈치의 메모에서 착안, 개발한 일종의 사고법 기술 요령이다. 보통 우리가 생각을 정리할 때는 사건과 사실을 중심으로 정리하지만 마인드 맵은 그야말로 온갖 것을 모두 정리할 수 있는 기술이다. 기술이라고 해서 어려운 것은 결코 아니다. 그저 주제를 하나 정해서 깨끗한 종이에 쓰고 가지를 뻗어 생각나는 대로 나열을 하면 된다. 보통 이성적인 생각은 좌뇌가, 감정적이고 창의적인 생각은 우뇌가 담당하기 때문에 일반적인 '고민'은 대부분 좌뇌 혼자서 열심히 수행하기 마련이지만 마인드 맵은 좌뇌와 우뇌가 골고루 균형 있게 움직이면서 만들어지기 때문에 훨씬 긍정적인 생각을 할 수 있도록 도와준다.

그 사람됨을 알고자 하면 그의 친구가 누구인가를 알아보라
– 터키 속담

예를 들어 잠이 많아서 늘 지각을 하는 사람이 있다고 하자. 일은 똑 부러지게 잘하지만 그는 늘 늦잠 때문에 아슬아슬하게 출근을 할 뿐 아니라 쉬는 날에는 집에서도 잠 좀 그만 자라는 스트레스를 받는다. '잠을 많이 자는 것'이 자신의 약점이라고 생각한 이 사람이 '나는 왜 이렇게 잠이 많을까', '잠 때문에 나는 되는 일이 없어'라고 자책만 한다면, 아마도 그 사람의 스트레스 지수가 높아지고 고민으로 인해 머리만 아파질 뿐 한 단계 나아지는 것은 없을 것이다.

하지만 그가 '잠'을 주제로 마인드 맵을 그려본다면 그는 자신의 문제점을 정확하게 파악할 수 있을 뿐 아니라 잠이 무조건 부정적이지만은 않다는 것을 알게 되고 또한 좀 더 구체적인 '늦잠'의 해결방안도 도출할 수 있을 것이다. 혹은 '쉬는 날 푹 자는 행위'를 통해 무언가 부가적인 가치를 창출할 수 있는 방법을 찾아낼지도 모르는 일이다.

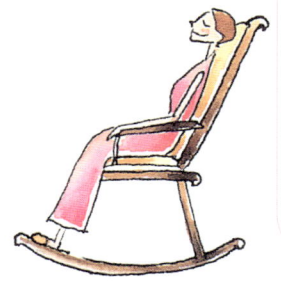

벗이 애꾸눈이라면 나는 벗을 옆얼굴로 바라본다 – 슈베르트

이것도 복이다

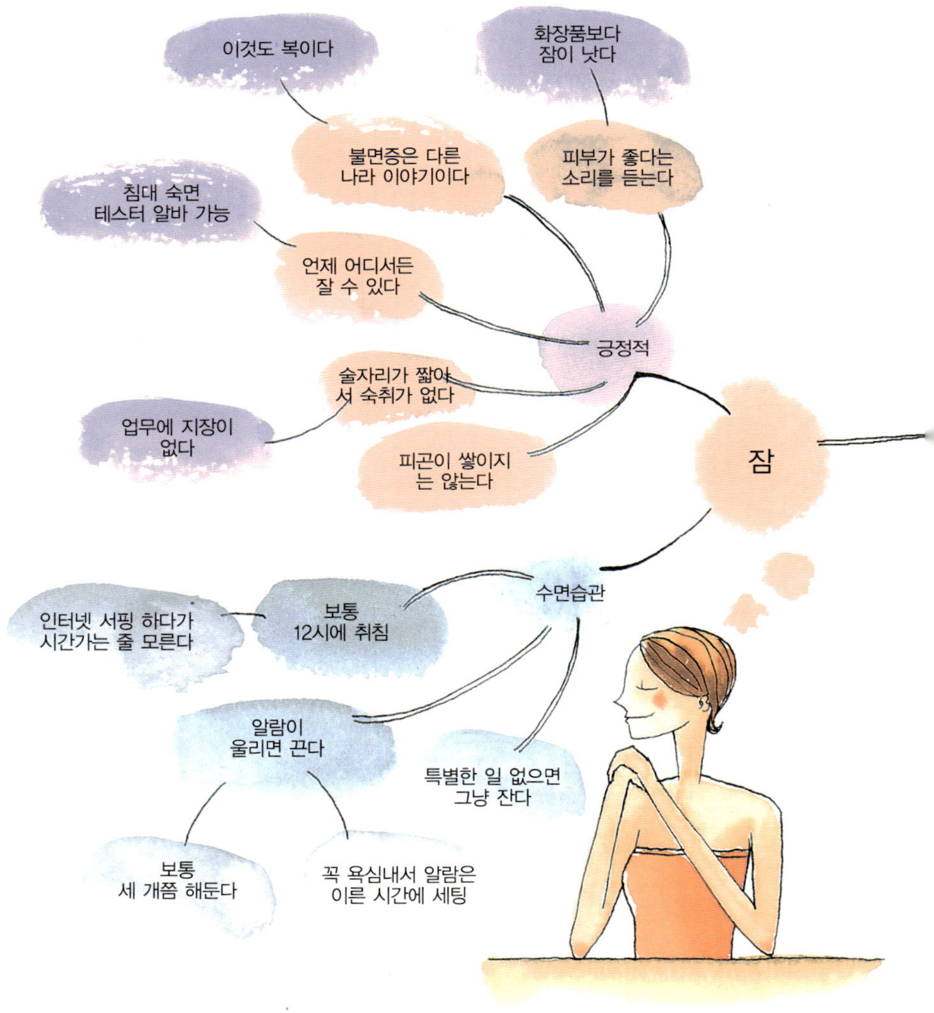

화장품보다
잠이 낫다

불면증은 다른
나라 이야기이다

피부가 좋다는
소리를 듣는다

침대 숙면
테스터 알바 가능

언제 어디서든
잘 수 있다

긍정적

술자리가 짧아
서 숙취가 없다

업무에 지장이
없다

잠

피곤이 쌓이지
는 않는다

인터넷 서핑 하다가
시간가는 줄 모른다

보통
12시에 취침

수면습관

알람이
울리면 끈다

특별한 일 없으면
그냥 잔다

보통
세 개쯤 해둔다

꼭 욕심내서 알람은
이른 시간에 세팅

마인드 맵을 그려보자!

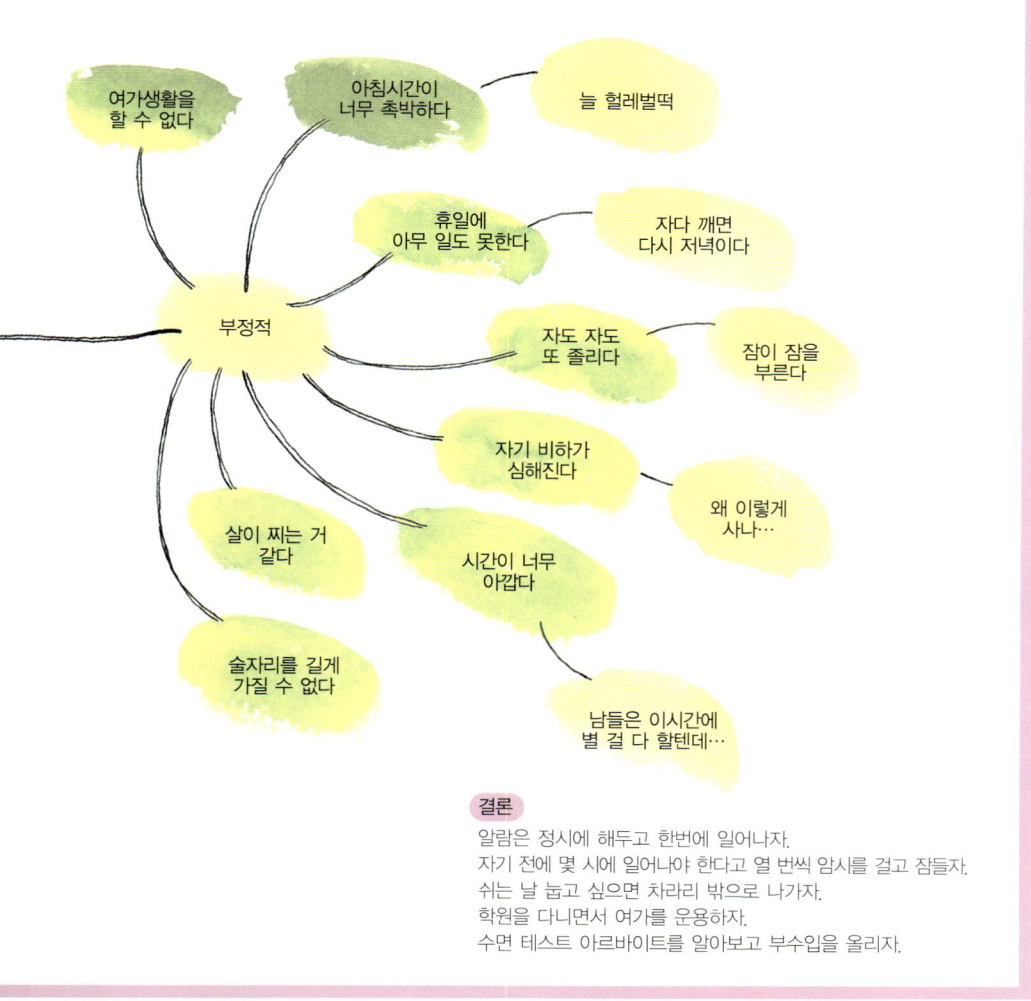

여가생활을 할 수 없다

아침시간이 너무 촉박하다

늘 헐레벌떡

휴일에 아무 일도 못한다

자다 깨면 다시 저녁이다

부정적

자도 자도 또 졸리다

잠이 잠을 부른다

자기 비하가 심해진다

왜 이렇게 사나…

살이 찌는 거 같다

시간이 너무 아깝다

술자리를 길게 가질 수 없다

남들은 이시간에 별 걸 다 할텐데…

결론

알람은 정시에 해두고 한번에 일어나자.
자기 전에 몇 시에 일어나야 한다고 열 번씩 암시를 걸고 잠들자.
쉬는 날 눕고 싶으면 차라리 밖으로 나가자.
학원을 다니면서 여가를 운용하자.
수면 테스트 아르바이트를 알아보고 부수입을 올리자.

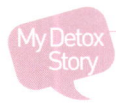

우뇌야, 도와줘!

　정신과 의사들은 종종 환자들과 잡담을 한다. 환자의 상태를 꼬치꼬치 캐묻는 것이 아니라 어떤 드라마를 보는지, 어제 쇼핑에서는 무엇을 샀는지를 친근하게 물어보며 종종 농담도 곁들인다. 그렇게 편안하게 얘기하다 보면 어느 순간 환자는 자기가 몰두해 있던 고민거리에서 한 발짝 벗어나게 되고 결국 담담하게 문제를 해결할 수 있는 마음의 강단과 지혜를 얻게 된다.

　우리 마음에는 수 많은 고민이 펼쳐져 있을 수는 있지만 그 고민들이 서로 몇 겹씩 겹쳐질 수는 없다. 이는 프랑스의 심리학자인 E. 쿠에 박사가 "마음 속에 두 가지 생각이 있는 경우 병렬상태로는 존재할 수 있어도 겹쳐질 수는 없다"라고 한 말과 상통한다. 그리고 이 말을 곰곰이 생각해보면 부정적인 생각, 고민을 치워버릴 수 있는 유일한 대안이 나온다. 바로 부정적인 생각이 펼쳐져 있는 뇌 속을 긍정적인 생각으로 대체해서 채우면 되는 것이다.

　이 때 우뇌의 힘을 빌리자. 이미 좌뇌는 논리적이고 계산적인 현실의 고민으로 가득 차 있다. 그렇다면 방법은 우뇌의 힘을 빌려서 좌뇌의 고민거리를 긍정적으로 해결할 수 밖에 없다. 방법은 쉽다. 납득할 수 있는 방법으로 사고를 전환하고 대처하면 되는 것이다. 어떤 상황이 떨어졌을 때 우선 마음을 가라앉히고 할 수 있는 한 최대의 긍정적인 생각을 해보자. 예를 들어 키우던

강아지와 함께 산책을 나갔다가 강아지가 다쳤다면 '그래, 죽지 않아서 다행이야, 더 다치지 않아서 다행이야' 라고 생각해보자. 강아지가 다쳤으니 어떻게 해야 하냐고 엉엉 우는 것 보다 훨씬 나은 결과를 가져올 것이다.

이런 긍정적인 발상은 뇌 속의 호르몬에게도 영향을 준다. 이 호르몬은 온 몸에 다시 명령을 내려서 근육을 이완시키고 스트레스를 줄여 활성산소 발생을 줄여주게 된다. 즉 긍정적인 생각 하나만으로도 신체 전반의 컨디션이 결정되는 것이다.

오늘부터 하루에 몇 번씩이라도 긍정적인 생각을 하며 우뇌를 단련시켜 보자.

나는 예쁘다.

나는 건강하다

나는 지혜롭다.

나는 할 수 있다.

나는 최고다.

나는 행복하다.

이 모든 자기 주문이 결코 헛된 말이 되지 않을 것이다. 우리의 뇌는 그 사실을 우리 보다 더 잘 알고 있고, 잘 수행할 수 있으며 저 말들이 진실이 되게끔 우리를 이끌어 줄 것이다. 그게 뇌의 힘이다.

My Detox Story

우정을 위한 최대의 노력은 벗에게 그의 결점을 스스로 깨닫게 하는 일이다
– 라 로쉐호크 잠언집

노화? 안티에이징?

우리의 몸은 끊임없이 움직이고 있다. 하다못해 우리가 자는 동안에도 내장 기관은 끊임없이 움직이고 있는데 이렇게 우리 몸이 살아있다는, 생명 현상을 나타내는 기능상의 가장 작은 단위가 바로 세포이다. 세포는 탄생과 소멸을 반복한다. 하지만 세포가 영원히 반복 재생을 할 수는 없다. 언젠가는 재생의 능력이 줄어들고, 결국엔 세포도 죽게 된다.

세포의 재생력이 떨어지면 피부에 주름도 생기고 내장 기관은 서서히 고장이 나게 된다. 즉 몸을 이루고 있는 세포의 재생력이 떨어지는 순간 우리 몸은 늙게 되고 이게 바로 노화현상이다.

늙지 않는다는 것은 아주 오래 전부터 인류의 꿈이었다. 평생 불로초를 찾았던 중국의 진시황제나 영원한 삶을 꿈꾸며 만들었던 이집트 왕들의 피라미드가 그 예라고 할 수 있다. 하지만 사람은 누구나 늙게 마련이다. 다만, 좀 더 건강하게 살면서 늙는 속도를 늦출 수는 있다. 바로 뇌를 단련하는 것이다. 여기서 뇌를 단련하라는 말은 플러스 발상(긍정적인 생각)을 생활화 하라는 말이다. 그래서인지 라이프 스타일을 긍정적으로 수용하며 현재를 즐기는 사람들이 대부분 젊음을 유지하며 건강하게 살아간다.

광범위하게 이야기해서 안티에이징이라는 말은 노화 예방을 의미한다. 요즈음에는 피부의 주름을 없애주는 화장품이나 성형외과 등에서도 흔하게 쓰이지만 사실 안티에이징은 신체가 전반적으로 '젊음'을 향해 가는 것을 뜻한다.

이는 단순히 물리적인 나이의 젊음이 아니라 혈관과 장기, 뼈와 뇌에 이르기까지 신체를 이루고 있는 모든 기관의 가장 건강하고 깨끗한 상태를 이야기하는데, 노화 예방에 있어서 가장 중요한 것은 인위적이지 않은 자연스런 방법으로 생활 속에서 노화를 예방하는 것이다. 인위적인 약물이나 요법이 아닌 실생활에서 할 수 있는 노화 예방책으로는 적절한 운동, 적은 양의 식사, 오감을 자극하는 명상, 스트레칭, 맛사지 등의 방법이 있다.

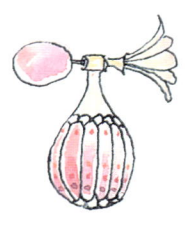

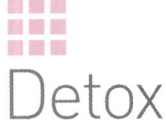

Detox

몸 치료하기

해독이 되지 않은 몸은 좋은 것을 공급해 줘도 받아들이지 못한다. 찌꺼기로 가득 막힌 하수구에 금가루가 섞인 물을 부어 보았자 소용이 없는 것과 마찬가지이다.

해독을 통해 몸을 비우고 운동을 통해 근육을 만들고, 지압과 맛사지로 혈행을 바로잡아야 한다. 피부의 오물을 씻어내는 샤워와 목욕, 그리고 섭취하는 음식까지 모두 균형이 맞아야 비로소 온전히 건강한 생활을 할 수 있다.

이 모든 행위는 특별히 시간을 내서 투자를 할 수도 있지만 가장 좋은 것은 생활 속에서 습관처럼 체득해서 평생 가지고 가는 것이다. 호흡법을 익혀서 숨쉬는 것 자체를 건강의 요령으로 삼거나 순간 순간의 명상으로 마음을 해독하는 것처럼 운동도, 지압도, 맛사지도, 씻는 것도 생활 속에서 습관화 하는 것이 가장 바람직하다. 건강은 특별히 챙기는 것이 아니라 잘 살기 위한 기본 중의 기본이기 때문이다.

운동

운동을 하는 대부분의 사람들의 목적은 '멋진 몸매' 이다. 여성들은 기준 이하로 마른 몸매를 선호하고, 남성들은 남성미를 물씬 풍기는 떡 벌어진 근육을 원한다. 소위 말하는 '몸짱' 이다. 하지만 근육이 지나치게 많은 것도 또 지나치게 없는 것도 건강에는 적신호이다. 알맞은 근육과 적당한 체지방이 균형을 이루면 우리 몸은 저절로 건강을 향해 방향을 잡아 나가기 마련이다.

주변을 둘러보면 매년 새해가 시작되면 운동을 하겠다는 마음을 먹고 헬스 클럽에 등록하는 사람들을 볼 수 있다. 하지만 일주일도 지나지 않아 반 정도는 온 몸에 근육통을 호소하며 그만두곤 한다. 평소 쓰지 않던 근육을 한꺼번에 무리하게 사용한 까닭이다. 이때 조심하지 않으면 근육이 걷잡을 수 없이 손상된다고 전문가들은 조언한다. 그리고 〈뇌내혁명〉이라는 책을 통해 뇌 건강이 신체의 건강을 지배한다고 주창한 일본의 하루야마 시게오 박사는 아예 격한 운동은 25세까지만이고, 30세가 넘으

첫발을 잘 내딛었으면 다른 발로는 잘 버티고 있어야 한다
– C. 하이타우어

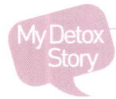

면 가벼운 운동만 하라고 얘기한다. 이유인 즉, 25세를 넘지 않은 젊은 시절에는 인체 내부에서 SOD^{유해 산소 중화 과정에 관여하는 효소}를 충분히 생성하여 활성 산소의 독을 중화시키기 때문에 걱정할 필요가 없지만, 뇌가 성장을 멈추는 25세 이후 무렵이면 어떤 이유인지는 모르나 SOD의 발생도 멈추어 버리기 때문이다.

그렇기 때문에 하루야마 박사는 근육을 단련시키고자 하는 사람은 뇌가 한참 성장하는 젊은 시절에 운동을 하는 것이 좋다고 얘기한다. 젊을 때는 격렬한 운동을 해도 SOD를 생성하여 활성 산소를 곧바로 중화시킬 수 있기 때문이다. 따라서 가장 이상적인 근육 단련법은 이 시기에 근육을 충분히 발달시키고, 그 이후는 그것을 유지하도록 노력하는 방법이라 할 수 있다.

그러면 뇌가 발육을 멈춘 이후에는 근육을 만들 수 없을까? 그건 아니다. 25세라는 나이는 말 그대로 뇌의 나이이기 때문에 뇌의 젊음을 유지해 주면서 근육을 만들면 된다. 간단하게 얘기하면 뇌가 늙지 않도록 하는 뇌 운동을 통해 우리 몸에 부여된 SOD의 생성 기간을 늘리고, 운동을 통해 근육을 늘리면 되는 것이다. 한마디로 뇌를 속여가며 근육을 만든다고 보면 된다.

하지만 이 과정이 쉬운 것은 아니다. 우리 몸에서 뇌가 차지하는 부피는 작아도 몸 전체를 관장하는 비율은 대단히 높기 때문이다. 일례로 우리 몸에 들어오는 산소의 20%는 뇌가 사용하며, 몇 분만 뇌에 산소가 공급되지 않아도 뇌는 금새 활동을 멈추고

물이 너무 맑으면 물고기가 없고, 사람이 너무 살피면 친구가 없다 – 명심보감

왜 근육인가?

우리 몸은 아주 정교하고 다양한 요소로 구성되어 있다. 그 중 대표적으로 신체를 구성하고 있는 것은 뼈, 혈관, 혈액, 근육, 지방층 등이다. 보통 근육이라고 하면 흔히 겉으로 드러나는 멋진 몸을 생각하기 마련이지만 심장을 비롯한 내장들도 사실은 모두 근육으로 이루어져 있기 때문에 근육의 건강이 곧 신체의 건강이라고도 말할 수 있다. 특히 근육은 쓸 데 없는 체지방을 연소시키고 혈액 순환을 원활하게 해서 성인병을 예방하는 중요한 역할을 한다.

근육은 세포의 노폐물을 담은 정맥혈을 다시 심장으로 돌려보내는 역할을 하는데 이것은 근육이 없으면 혈액 순환이 이루어질 수 없다는 말이 된다. 다시 말해서 근육이 건강하지 못하면 혈액 순환이 잘 되지 않고, 이는 심혈관계 질환, 고지혈증 등의 병을 불러일으키는 원인이 된다.

또한 근육을 잘 움직이지 않으면 체내에 노폐물이 쌓이게 되는데 이 역시 비만과 성인병을 불러오는 요인이 된다. 그렇다고 해서 근육을 키우기 위해 근육 운동만 계속하면 어떻게 될까. 우리가 격한 운동을 하게 되면 활성산소가 발생하는데 이 활성산소는 오히려 몸을 해치게 된다. 활성산소는 혈액 속을 흐르는 발암성이 높은 유해 물질로서 자외선에 장시간 노출되거나 몸에 무리한 운동을 했을 때 발생한다. 따라서 가벼운 근육 운동이나 빠르게 걷기, 맨손체조 같은 가벼운 운동으로 근육을 키우거나 유지하는 것이 가장 바람직하다.

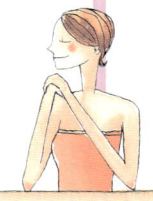

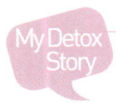

뇌사상태에 들어간다. 그리고 이렇게 죽은 뇌는 다시 살아나지 않는다. 우리가 흔히 얘기하는 뇌경색은 이 뇌로 연결된 혈관이 막혀서 일어나는 것이다. 혈관이 수축하는 이유는 여러 가지가 있지만 가장 큰 원인 중의 하나가 호르몬에 의한 수축이라고 하루야마 박사는 이야기 한다.

그가 밝히는 메커니즘은 다음과 같다. 혈관을 수축하게 만드는 가장 큰 이유는 우리가 우울한 생각, 좋지 않은 생각, 부정적인 생각을 할 때 분비되는 노르아드레날린과 이를 중화하기 위해 분비되는 아드레날린인데 이 두 호르몬이 과다하게 분비되면 혈관이 수축되고 혈액이 원활히 흐르지 못하게 된다. 이렇게 흐름이 나빠지면 결국 산소 공급량이 줄고, 그러다 보면 혈액 응고에 관여하는 혈구인 혈소판이 파괴되면서 혈관 수축을 빠르게 진행시켜버리는 것이다.

혈관에 지방이 끼더라도 원활하게 혈액이 흐르지 못하기 때문에 지방은 계속 축적되고 끝내는 혈관이 막히고, 혈관 주변의 세포가 괴사되면서 치매까지도 유발하게 된다. 이쯤 되면 슬슬 고민이 시작된다. 격렬하게 운동을 하면 활성산소가 발생되기 때문에 위험하고 그렇다고 운동을 하지 않고 근육을 만들려니 그 방법도 묘연한데다가 뇌를 속여보자니 그것도 어려울 것 같고 대체 어떤 식으로 운동을 해야 하는지 복잡해질 것이다.

그렇다면 대체 어떤 운동을 해야 뇌도 기막히게 속이고 근육도

열매 맺지 않는 과일 나무는 심을 필요가 없고, 의리 없는 벗은 사귈 필요가 없다
– 명심보감

178

만들면서 건강도 지킬 수 있을까. 일본의 예방의학자인 하루야마 시게오 박사팀이 20여 년간에 걸친 임상 실험을 통해 연구 시행한 '가압트레이닝'은 말 그대로 압력을 이용한 건강법이다. 일정한 압력을 가해서 혈류를 제한한 후 뇌로 하여금 '힘든 운동을 하고 있다'는 착각을 하게 해서 근육을 생성시키는 원리인데 몸을 움직이기 힘든 노인이나 환자, 시간에 쫓기는 사람들에게 좋은 반응을 얻고 있다.

혈류 제한으로 운동이 되는 가압 트레이닝

가압운동은 압력을 가해서 행하는 근력 트레이닝을 말한다. 그렇다면 '가압'이란 무엇일까? 이 말은 글자 그대로 '압'을 가한다'는 뜻인데 압을 가하는 대상은 팔과 다리이다. 팔과 다리의 위 아래 부분을 전용 가압 벨트 아무 벨트나 사용할 경우 위험할 수 있음를 사용하여 개개인의 특성에 맞게 적절한 압력을 가한 상태로 트레이닝을 하는 것이 '가압 트레이닝'이다. 가압 트레이닝을 본격적으로 하기 시작하면 처음에는 좀 아프다고 느낄 수 있지만 벨트로 조여준 부분이 아픈 것은 아니다. 벨트를 맨 후 아픈 것은 벨트를 동여맨 부분 앞에서 혈액의 흐름이 느려지는 상태가 일시적으로 나타나기 때문인데, 바로 이와 같이 적당한 압력으로 혈액순환을 제한하는 것이 가압근력 트레이닝의 포인트이다.

인생의 최고 불행은 인간이면서 인간을 모르는 것이다 – 파스칼

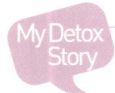

혈액의 흐름을 제한하면 뇌는 우리의 신체가 과격한 트레이닝을 하고 있는 중이라고 판단하게 되고 따라서 근육에게 "이봐! 지금 무척 운동을 열심히 하고 있는 걸? 근육 좀 훈련해야겠어!"라는 명령을 전달하게 된다. 그렇기 때문에 가압 벨트를 착용한 상태에서는 가벼운 기구를 들고 운동을 하더라도 보다 많은 근섬유를 사용해서 운동하는 것과 같은 효과가 나타나게 된다.

가압운동의 경우 근력 운동을 할 때의 일상적인 운동보다는 좀 힘들게 느껴질지도 모르지만, 사실 신체에 가해지는 부담은 통상의 트레이닝보다도 훨씬 적다. 신체에 가해지는 부담을 최소로 하여 최대의 운동 효과를 얻도록 혈류를 제한해서 뇌를 의도적으로 속이는 것이기 때문이다.

일본의 경우는 가압이 스포츠, 재활, 치료, 의료, 헬스 등 다양한 현장에서 급속도로 확산되고 있다. 야구, 축구, 골프, 배구, 경륜, 레슬링 및 보디빌딩 등 다양한 분야의 일류 선수들이 효과적으로 이용하고 있을 뿐만 아니라 일반 스포츠 애호가를 비롯하여, 운동경험이 적은 중 고령자까지도 폭넓게 이용하고 있는 근육 운동법으로 사랑 받고 있다.

그렇다면 혈류 제한 상태와 근육 운동이 어떤 관계가 있고, 또 뇌는 이들 사이에서 어떤 가교 역할을 하기에 이런 효과가 나타나는 것일까?

쉽게 생각해 보자. 교통 체증이 심한 주말 오후, 차선이 한 10

인생의 위대한 목표는 지식이 아니라 행동이다 – 헉슬리

차선쯤 되는 사거리에 반경 10킬로미터 정도까지 차가 꽉 차 있다고 가정해보자. 고질적인 끼어들기, 꼬리물기 등의 운전 행태로 인해 일반적인 신호등 체계로는 도저히 흐름이 좋아지지 않을 때 교통 경찰들은 인위적으로 신호를 조작하거나 사거리 가운데서 수신호로 교통 흐름을 조절한다. 신호등은 분명 빨간 불이지만 경찰의 수신호에 따라 직진을 하기도 하고, 평소 같으면 다섯 대만 지나가도 바뀌었을 좌회전 신호가 스무 대가 넘게 가도록 켜져 있는 등 경찰의 등장으로 인해 교통 흐름은 어느새 체계가 잡혀가고 점점 흐름도 좋아지게 된다.

우리 몸도 마찬가지이다. 우리의 혈액은 평소와 같이 그냥 흐를 뿐이다. 이때 '가압'이라는 인위적인 교통 경찰이 나타나서 '뇌'라는 신호등을 조작하거나 수신호를 보내면 혈류의 흐름 속도가 달라지는 것이다.

혈류가 흐르는 상태를 나타내는 지표 중에 부초抹杪 저항이라고 하는 것이 있는데, 가압 전의 값을 1.0이라고 하면 적당한 가압을 하고 있을 때는 1.7 정도의 수치가 나오게 된다. 즉 1.7배의 흐름이 되는 것이다. 다음에 벨트의 압력을 서서히 제거하면 가압을 하기 전에 비해서 부초 저항의 값이 0.6까지 떨어지고 혈액의 흐름은 수월해지게 된다.

이러한 가압과 제압의 반복은 아주 놀라운 변화를 신체에 가져온다. 혈액순환의 변화자체는 일반적인 근육 트레이닝 중에

삶은 호흡하는 것이 아니라 행위를 하는 것이다 - 루소

도 일어나지만 가압은 근육이 수축될 때에 혈액을 짜내고 근육이 느슨했을 때 많은 혈액이 흘러 들어오는 과정을 특히 강조하고 있다.

Tip

성장호르몬?

성장호르몬은 뇌하수체에서 분비되어 신체의 성장 발달과 다양한 인체 대사 과정에 영향을 주는 중요한 호르몬이다. 소아나 성장기의 청소년에게 있어서는 키를 크게 하고 성인에게 있어서는 지방 분해, 근육량 증가, 골밀도 증가 및 우울증 예방 등을 도와주는 없어서는 안될 호르몬이다.

하지만 나이가 들어감에 따라 분비가 줄어들어서 40대에 40%, 70대가 되면 20% 이하로 감소되는데 이는 20대 이후부터 서서히 겪게 되는 노화 및 비만, 골다공증, 우울증 등의 원인이 된다.

최근 들어 골다공증과 심혈관계 질환, 비만과 우울증 등의 질병 치료 및 주름살 제거와 피부 탄력 등을 위해 인위적으로 성장호르몬 주사를 맞는 경우가 많다. 이러한 성장호르몬 보충 요법으로 노화에 따른 증상을 완화한다든가 삶의 질을 높일 수는 있지만 분명한 것은 주사로 맞는 성장호르몬은 그 효과에 한계성이 있다는 사실이다. 하지만 평소 생활 속에서 꾸준한 운동과 플러스 발상을 통해 성장호르몬을 혈액 다음으로 근섬유의 상태를 관찰해보면, 가압 근력 트레이닝을 했을 때 들고 있는 기구의 무게는 가벼워도 근섬유는 보다 많이 사용된다. 일반적인 트레이닝을 하면, 근육을 최대한 사용

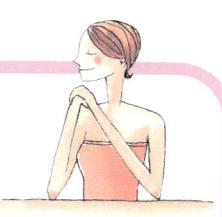

스스로 생성해 낼 수 있다면 굳이 주사를 맞을 필요도 없을뿐더러 각종 질병과 노화를 예방할 수 있다.

성장호르몬을 분비시킬 수 있는 가장 좋은 방법은 뇌를 자극하는 것이다. 우리의 뇌는 정말로 정교하게 만들어진 '신비의 기관'이다. 우리가 기쁘거나 행복하면 저절로 웃음이 나오고 마음이 푸근해 지는데 이런 감정이 들 때 우리의 뇌는 β-엔돌핀을 분비하고, 성장호르몬을 만들어낸다. 또한 근육을 통한 운동을 할 때나 명상을 할 때도 성장호르몬이 분비된다.

우선 성장호르몬이 분비되면 신체는 노화를 향해 가던 발걸음을 저절로 늦추게 된다. 특히 골다공증과 비만, 우울증과 성기능 저하, 피부 노화, 기억력 감퇴와 심혈관계 질환을 호전시킨다. 성장호르몬의 원활한 분비는 정신에도 영향을 끼쳐서 정서적으로도 긍정적이 되고 사회적, 심리적인 안정감까지 가져다 주게 된다.

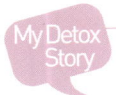

하고 있다는 느낌이 드는 한계점의 순간이라도 실제로는 많은 힘을 남겨두고 있다. 그러나 가압을 하면 몸이 "이거 너무 열심히 하잖아"라고 판단해서 근육이 평소보다 활발하게 활동을 하게 된다.

특히 가압 근력 트레이닝은 내분비계를 활성화시키는데, 우선 피로 물질이라고 불리는 혈액 중의 젖산 농도가 눈에 띄게 올라가고 조금 뒤에 성장호르몬이 분비된다. 운동을 하고 나서 15분 후에 측정한 성장호르몬은 운동전의 평균치 보다 100배 이상 증가한다고 한다.

이러한 가압은 누구나 할 수 있고, 너무나 쉬운 트레이닝 법이지만 함부로 시도하면 위험한 트레이닝 방법이기도 하다. 가압 근력 트레이닝을 올바르게 사용하면 틀림없이 효과적이지만 올바르게 사용하지 않았을 경우 위험이 따르기 때문에 반드시 전문 코치나 의사의 지도를 받아야 한다.

가압의 포인트인 '적당히 혈류를 제한하는 것'이 어려운 점임과 동시에 전문성을 요하는 부분이기 때문이다. 개개인의 연령과 팔과 다리의 굵기, 지방 분포, 혈관의 굵기, 근력이나 체력 등이 다르기 때문에 이에 따라 압력의 강도도 달라져야 한다. 따라서 자기 마음대로 압력을 조절하여 트레이닝을 하는 것은 매우 위험한 일이다.

우리의 인생은 우리가 노력한 만큼 가치가 있다 – 모리악

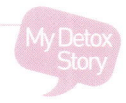

한 발짝씩 걸을 때마다 건강해진다

　곤충기를 남긴 파브르의 생가를 가보면 참 인상 깊은 '흔적' 이 있다. 바로 파브르의 연구실 바닥인데, 그 연구실 바닥은 가운데 책상을 두고 둥글게 타일의 색이 벗겨져 있다. 파브르가 곰곰이 생각에 생각을 더하면서 걷던 흔적이라고 한다.

　서양 철학에 한 획을 그은 칸트도 정확한 시간에 산책을 하며 걷는 습관으로 유명했고, 인간이 다른 포유 동물과 달리 기구를 사용하며 발전할 수 있었던 계기 역시 직립 보행, 즉 걷기이다.

　이처럼 걷기는 인류의 시작과 발전, 그리고 현재에 들어서는 건강을 챙기는 중요한 아이템으로 각광받고 있다. 걷기 운동이 최근 들어 주목 받는 이유 중에 하나가 바로 '일상 속에서 손쉽게 할 수 있기 때문' 일 것이다. 걷는 행위 자체는 간단하지만 이 행위를 통해 얻는 해독 효과는 엄청나다. 한걸음 더 내디딜 때마다 몸 안의 독소가 한 움큼 더 빠져나온다는 생각으로 걷는다면 아마 대중교통을 이용하는 동안 느껴지는 잠깐의 피곤도, 집 앞 슈퍼에 나가야 하는 수고스러움도 무척 소중하게 느껴질 것이다. 반복해서 이야기 하지만 건강을 지키고 몸 안의 독소를 빼는 지름길은 모두 생활 속에 이미 존재하고 있다.

　런던 국립심장포럼에서는 얼마 전 걷기 운동이 심장마비 발생률을 37%가량 낮춘다는 발표를 했다. 또한 하버드 대학에서는

인생은 한 권의 책과 같다. 어리석은 이는 그것을 마구 넘겨 버리지만, 현명한 인간은 열심히 읽는다. 단 한 번밖에 인생을 읽지 못한다는 것을 알고 있기 때문이다 - 상 파울

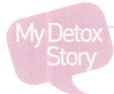

걷는 행위만으로도 유방암 발생을 20% 정도 줄일 수 있으며 미국 국립노화연구소에서는 걷기가 노화 예방에 탁월한 효과가 있다는 발표를 했다. 타임지에서조차 걷는 것이 우울증과 고혈압 치료에 효과가 있다는 발표를 한 적이 있는데 그렇다면 과연 우리가 아무렇지도 않게 생각하는 걷기가 무엇이길래 이런 효과들을 볼 수 있는 것일까.

걷기 운동이라 함은 정확하게 이야기 해서 '약간 빠르게, 바르게 걷는 것'을 의미한다. 바르게 걷는 운동을 꾸준히 했을 때 우리 몸의 체지방은 줄어 들고 근육은 늘어나게 된다. 또한 온 몸의 순환이 좋아지면서 말초 신경까지 자극, 신진 대사가 좋아지고 교감 신경과 부교감 신경이 균형을 이루어 자율 신경의 작용이 원활해지게 된다. 때문에 중대뇌동맥의 혈액순환까지 좋아져서 뇌의 기능대사가 높아지고 더불어 기억력과 집중력도 늘어나게 된다. 보통 천천히 걸었을 때 한 시간에 120kcal, 빨리 걸었을 때는 300kcal 정도의 열량을 소모하는 걷기는 현대인의 최대 고민 중 하나인 뱃살 빼기에 탁월한 효과를 나타낸다.

우리 몸은 순환 구조로 되어 있고 상호 보완적임과 동시에 상호 호환적인 체계를 가지고 있기 때문에 순서와 메커니즘을 알면 사실 도미노가 쓰러지듯 건강을 지키는 것도, 잃는 것도 다 연결고리로 이어져 있음을 알게 된다.

보통 걷는 양을 이야기 할 때 '만보 걷기'를 이야기 하는 것에

남의 생활과 비교하지 말고 네 자신의 생활을 즐겨라 - 콩도르세

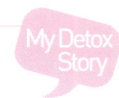

서도 알 수 있듯 걷는 양은 보통 하루에 만보에서 만 삼천보 정도가 적당하다. 그리고 이 숫자는 일상 생활에서 걷는 걸음의 숫자가 아니라 순수하게 운동을 위한 걷기임을 명심해야 한다.

걷기가 쉽다고 생각해서 무작정 시작하면 금방 지치는데다 운동 효과도 누리지 못하는 경우가 많다. 기본적으로 걷기 운동을 하면 지방 연소와 근육 발달의 효과를 누릴 수 있는데 이때 걷는 요령은 발 뒤꿈치부터 내디뎌서 발바닥, 발 앞부분으로 이어지도록 하는 것이다. 이때 무릎은 굽히지 않고 펴는 것이 요령이다. 이때 발은 11자로 내디뎌줘야 하고 어깨를 뒤로 당기는 느낌, 가슴을 내미는 느낌으로 등을 세워 주어야 한다. 이런 자세가 되면 자연스럽게 아랫배와 엉덩이에 힘이 들어가는데 이때 시선은 약간 위쪽으로 둔다.

처음에는 익숙하지 않아서 어색하겠지만 이 자세를 유지하며 걷게 되면 천천히 걸어도 땀이 날 정도로 운동이 된다. 이 운동의 좋은 점은 운동이 되지만 격하지 않기 때문에 활성산소가 거의 발생되지 않는다는 점이다. 또한 무릎을 거의 굽히지 않고 걷기 때문에 평소에는 잘 사용하지 않는 넓적다리와 발 앞쪽 근육을 이용하게 되어 근육 발달에도 도움이 된다.

걷기 전에는 우선 십 분 정도 스트레칭을 해준다. 스트레칭은 특별한 요령 없이 온 몸의 근육을 구석구석 늘려준다는 느낌으로 가볍게 맨손체조를 해주면 된다. 그 다음에는 가볍게 제자리

인생은 선을 실행하기 위하여 만들어졌다
– 칸트

걸음으로 자세를 잡아주고 걷기 시작한다. 그리고 일단 자세를 잡았으면 우선 약 50분간 쉬지 않고 걷는 것을 목표로 하자. 왜 냐하면 걸으면서 내려간 혈당치가 멈춰서는 순간 회복되어버리

체지방과 다이어트?

우리 몸은 우리가 생각하는 것보다 훨씬 정교한 메커니즘으로 이루어져 있다. 또한 우리의 뇌에는 인류 5백 만년의 데이터가 고스란히 살아있기 때문에 우리가 비록 직접 겪지 않더라도 굶주림과 배고픔에 대처하는 방법을 우리 몸은 알고 있다.

바로 지방의 축적이다. 그렇기 때문에 극단적으로 식사량을 제한하면 우리 몸은 굶주림에 대비하여 아주 적은 양의 음식물이 들어오더라도 무조건 지방으로 저장하려고 한다.

즉, 당장은 수분이 빠져 홀쭉해 보일지 몰라도 몸 속에는 이미 위험한 체지방이 차곡차곡 쌓이게 되는 것인데 그렇기 때문에 극단적인 식사 제한보다는 자기 위장의 60% 정도만 채운다는 느낌의 소식 습관을 평생 가지고 가는 것이 더 좋다.

가끔 다이어트를 하는 사람들 중 하루의 반을 운동에 투자하는데도 살이 안 빠진다고 하는 사람들이 있다. 이는 운동의 방법과 종류가 잘못되었기 때문이다. 운동은 무조건 많이 한다고 해서 좋은 것이 아니다. 오히려 신체 상태를 고려하지 않은 무리한 운동은 혈액 내의

기 때문이다. 혈당이 낮아져야 지방이 연소되는데 걷다가 멈춰 버리면 지방은 분해되지 않고 오히려 몸 안에 지방을 축적하려고 한다. 이는 뇌에 입력된 오래된 인류 지혜의 일환으로, 뇌는

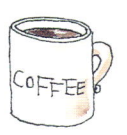

활성산소량을 증가시켜서 암을 비롯한 각종 성인병을 유발하게 된다. 무조건적인 격한 운동보다는 몸의 근육량을 늘려서 기초 대사량을 늘리는 것이 더 중요하다.

근육량이 많을수록 기초 대사량이 높아지고, 기초 대사량이 높아질수록 적은 움직임에도 더 많은 에너지를 소비할 수 있는 몸이 만들어 지기 때문인데, 한마디로 몸에 지방이 쌓일 틈을 주지 않는 것이 요령이다. 그리고 이때 가장 적절한 운동 중 하나가 바로 걷기이다.

흔히 살을 뺀다고 하면 몸무게를 줄이는 것을 생각하지만 이는 잘못된 생각이다. '살을 뺀다'는 것은 몸 안에 있는 체지방의 양을 줄이는 것이라고 생각해야 한다. 우리가 살을 빼고자 했을 때 보통 3주 정도는 수분과 단백질이 빠져나가고 그 다음부터 몸 안에 쌓인 지방들이 분해되기 시작한다. 체지방은 쌓이는 속도는 빠르지만 분해되는 속도는 가장 늦기 때문에 소식과 적절한 운동, 특히 근육량의 증가를 포인트로 삼고 노력해야만 다시 살이 찌지 않는 '체질'로 변할 수 있다.

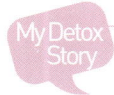

극한의 경우를 대비해 몸 안에 에너지를 남겨두려고 본능적으로 반응하기 때문이다.

명심하자. 일단 걷기 시작했으면 지방이 분해될 때까지 약 50분간은 절대 쉬지 말자. 만일 횡단보도 등에 걸려 어쩔 수 없이 멈춰야 할 때는 제자리 걸음으로 뇌를 속이도록 하자.

뛰는 것보다 걷는 것이 더 좋은 이유는 우선 몸에 가해지는 부담이 적다는 데에 있다. 우리가 달릴 때 한쪽 발에 실리는 무게는 자그마치 체중의 2.8배에 가깝다고 한다. 이는 1㎞를 달릴 때 발이 16t의 하중을 견뎌야 한다는 말과 같다. 또한 뛰게 되면 즉각적인 에너지가 필요하기 때문에 탄수화물의 소모량이 많아지지만 걷는 운동은 지방을 에너지로 활용하기 때문에 내장비만 혹은 체지방 감소를 위해서는 뛰는 운동보다 빠르게 걷는 것이 훨씬 유리하다.

부담 없이 하는 건강 체조

걷는 운동과 더불어 중요한 운동 중 하나는 바로 맨손 체조이다. 우리는 운동이라 하면 무거운 덤벨을 들어 올리거나 땀으로 흠뻑 젖어 헉헉거려야 한다고 생각하지만 사실 이렇게 활성산소를 대량으로 발생하는 운동보다는 근육량을 늘리고, 체지방을 줄이고, 뇌를 자극하는 걷기나 맨손 체조 등의 운동이 건강을 지키는 데 있어서는 더 유리할 수도 있다.

맨손체조는 특히 걷기 운동 전후에 하면 좋은데 다음과 같은 순서를 지켜서 한 번 해보자.

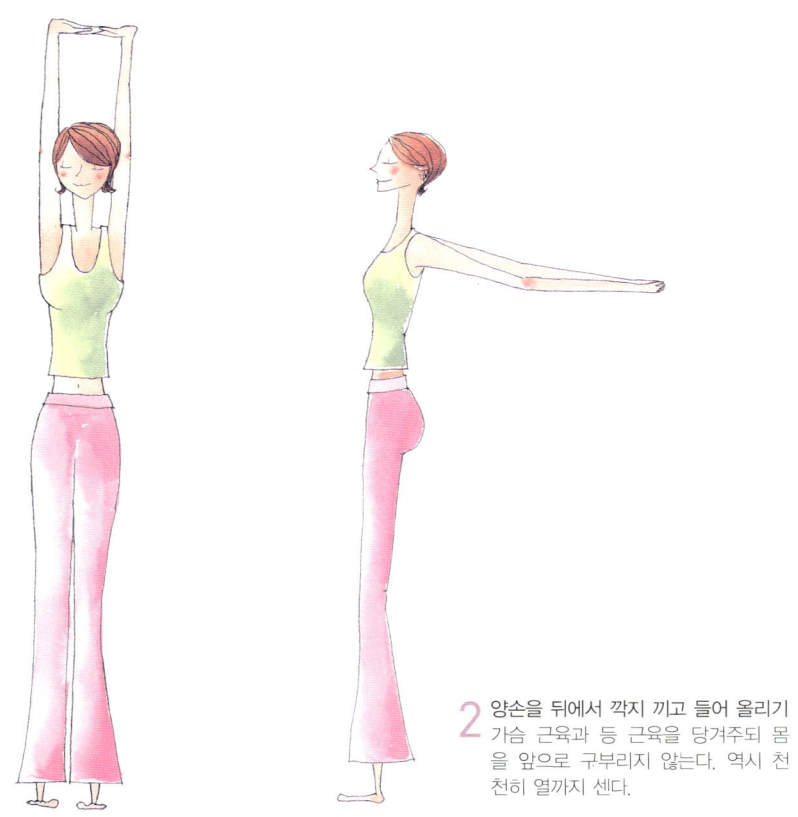

2 **양손을 뒤에서 깍지 끼고 들어 올리기**
가슴 근육과 등 근육을 당겨주되 몸을 앞으로 구부리지 않는다. 역시 천천히 열까지 센다.

1 **양손으로 깍지를 낀 채 머리 위로 뻗기**
손바닥으로 하늘을 떠받드는 느낌으로 쭉 뻗어준다. 어깨와 옆구리 등이 늘어나면서 기분 좋을 정도의 통증이 느껴진다. 너무 무리하지 않는 선에서 끝내는데 보통 천천히 10까지 세는 정도이다.

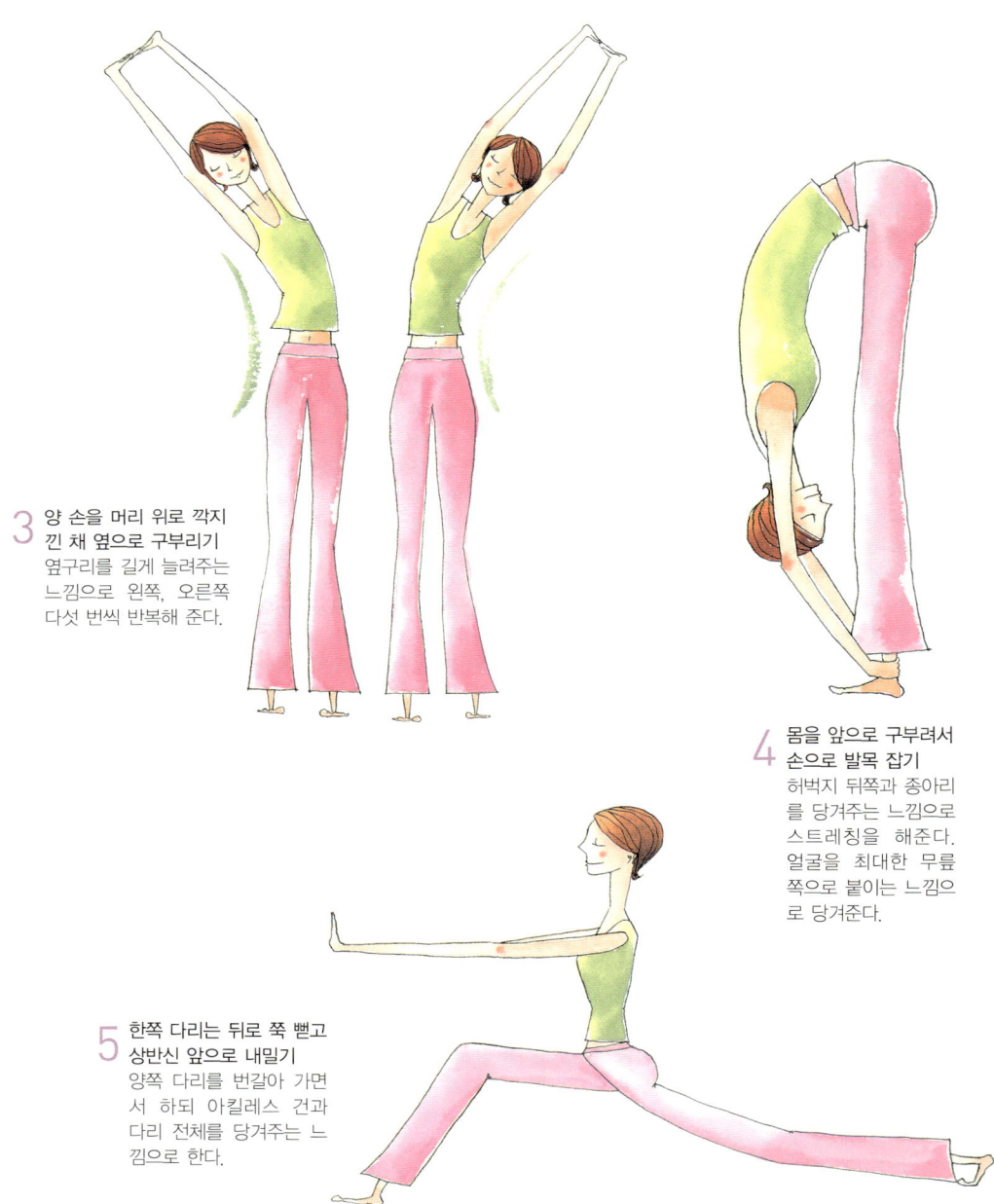

3 양 손을 머리 위로 깍지
긴 채 옆으로 구부리기
옆구리를 길게 늘려주는
느낌으로 왼쪽, 오른쪽
다섯 번씩 반복해 준다.

4 몸을 앞으로 구부려서
손으로 발목 잡기
허벅지 뒤쪽과 종아리
를 당겨주는 느낌으로
스트레칭을 해준다.
얼굴을 최대한 무릎
쪽으로 붙이는 느낌으
로 당겨준다.

5 한쪽 다리는 뒤로 쭉 뻗고
상반신 앞으로 내밀기
양쪽 다리를 번갈아 가면
서 하되 아킬레스 건과
다리 전체를 당겨주는 느
낌으로 한다.

이때, 무리하지 말고 자신의 유연성에 맞추되 호흡 조절과 바른 자세에 신경을 쓴다. 반동을 이용해서 움직이지 말고 방점을 찍듯 자세 하나하나를 30초 정도 유지하는 느낌이 중요하다.

맨손 체조로 근육을 깨운 후에 본격적으로 웨이트 트레이닝이나 유산소 운동에 들어가면 훨씬 큰 효과를 볼 수 있다.

지압, 맛사지

어렸을 때 찬 음식을 많이 먹거나 밤에 이불을 차내버리고 자면 다음날 어김없이 배가 싸르르 아팠던 경험이 누구나 있을 것이다. 그리고 얼굴을 찡그리며 배가 아프다고 했을 때 할머니나 엄마가 '엄마 손은 약손' 혹은 '할미 손은 약손' 하면서 배를 살살 둥글리듯 문질러 줬던 것도 기억할 것이다.

참 이상하게도 그렇게 적당한 압력을 주어서 부드럽게 문질러 주면 싸르르 싸르르 아팠던 배가 언제 아팠냐는 듯 나아지곤 했다. 어린 마음에 '와… 정말 엄마 손은 약손인가 봐' 라고 감탄도 했었던 기억이 있다.

사실, 이는 심리적인 효과도 없지는 않겠지만 의학적으로도 일리가 있는 행위이다. 배를 적당히 눌러 주면서 부드럽게 쓰다듬어 주는 행위 자체가 장의 기능을 활성화시키고 안정시키는 지

강요당하고는 절대로 말하지 말라. 그리고 지킬 수 없는 것은 말하지 말라 - J.R.로우얼

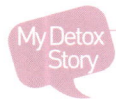

압, 맛사지 법이기 때문이다.

지압은 그 단어에서 알 수 있듯 손으로 누르는 것을 의미한다. 안마나 맛사지 등이 기구를 이용하거나 손을 많이 움직여서 하는 것과는 다르게 지압은 어느 한 부분을 지그시 눌러서 그 압력을 효과적으로 이용하는 방법이다.

맛사지나 지압은 모두 일종의 우리 몸이 자연적으로 가지고 있는 치유력을 향상시키기 위한 방편이다. 우리 몸은 늘 평정한 상태 혹은 지니고 있던 원래 성질을 유지하려는 성향이 있는데 앞서 이야기한 각종 독소들로 이 항상성이 무너지게 되면 치유력 역시 약해진다. 예를 들어 안 하던 등산을 하고 그 다음날 온 몸이 쑤셔서 도저히 일어나지도 못한 경험이나 며칠 무리했다 싶으면 금방 몸살이 오거나 일교차가 커지자 곧장 감기가 드는 현상들이 이 자연 치유력의 저하 때문이다.

맛사지나 지압은 일차적으로 피부에 자극을 줌으로 해서 신경으로 그 자극을 전달하고, 신경은 다시 뇌로 이어지며 이때 자극받은 부위를 뇌가 파악, 다시 그 부위에 일종의 명령을 내리는 원리로 이루어진다. 한마디로 몸 속의 장기를 직접 만질 수 없으니 피부와 신경을 통해 뇌로 하여금 움직일 수 있는 간접 명령을 내리는 것이다. 이때 무작정 주무르거나 만지는 것이 아니라 일정한 법칙을 가지고 움직이면 훨씬 도움을 받을 수 있다. 3을 세면서 살짝 눌렀다가 다시 3을 천천히 세면서 조금 더 세게 누르고 마지막으로 9를 세면서 세게 누르는 3-3-9의 방법을 쓰거나 리드미컬하게 아래에서 위로 쳐올리듯 눌러주는 방법도 좋다. 이때 손가락 끝으로 지그시 눌러주는 것이 효과가 좋으며 치유하고자 하는 마음을 손끝에 담는 것이 중요하다. 기의 존재를 믿지 않는 사람도 있지만 정성과 마음을 담는다고 생각하면 되지 않을까?

이때 중요한 것은 각 부위에 적절한 부분, 즉 혈점이 어디인지인데, 우리가 종종 볼 수 있는 각종 지압점 그림이 손이나 발을

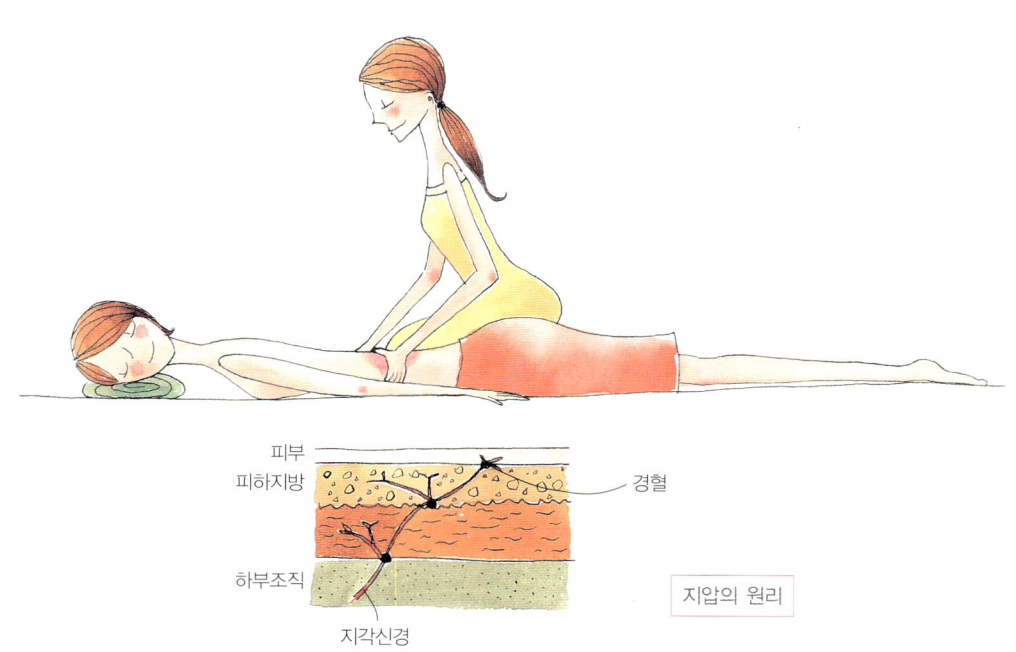

피부
피하지방
경혈
하부조직
지각신경

지압의 원리

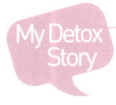

통해 뇌에 명령을 내릴 수 있는 단축키라고 생각하면 된다.

우리 몸의 혈액 순환이 잘 되지 않으면 몸에서 활성산소가 발생한다. 혈액이 원활하게 흐를 때는 세포 조직이 노화하지 않지만 혈액의 흐름이 느려지면 활성산소가 노화 물질을 만들어 낸다. 혈액의 흐름이 느려지는 원인은 콜레스테롤이나 지방, 젖산 등인데 혈관이 수축하면 혈액의 흐름이 나빠지게 되고 혈액의 흐름이 나빠지면 산소가 부족해지기 때문에 다시 젖산이 발생하는 악순환이 반복되게 된다.

이 젖산은 내장 혈액 흐름이 원활하지 못할 때 그 부분과 신경이 연결된 근육 부분에 고이게 되는데 어깨가 결리거나 목이 뻐근한 경우는 대부분 이 젖산이 쌓여 몸을 돌아봐 달라고 신체가 호소하는 경우라고 보면 된다. 이렇게 젖산이 쌓여서 딱딱하게 굳은 부분은 부드럽게 풀어주어야 하는데 이게 바로 맛사지이고 지압은 이 흐름이 피부에 나타나는 지점, 즉 경혈을 지그시 눌러서 순환을 돕는 행위이다.

맛사지는 혈액순환을 도울 뿐 아니라 간접적인 자극을 내장에 전달함으로 기능 회복에도 도움을 준다. 내분비를 조절하고 근조직을 유연화시키는 것도 맛사지와 지압의 효과인데 가장 큰 효과는 바로 뇌내 모르핀 발생 효과이다.

그렇다면 맛사지와 지압을 하기 위한 준비로는 어떤 것이 있을까. 사실 기본적인 맛사지는 매일 하는 세수라는 행위로도 충분

언제까지고 계속되는 불행은 없다. 가만히 견디고 참든지 용기를 내쫓아버리든지 이 둘 중의 한 가지 방법을 택해야 한다 – 로망 롤랑

히 할 수 있다. 아침 저녁으로 세수를 할 때 그냥 문질러 닦는 것이 아니라 얼굴에 있는 지압점을 자극해 가면서 세수를 하면 한결 머리도 개운해지고 건강에도 도움이 된다. 사실 지압이나 경혈에 관한 책이나 각종 자료를 보면 어느 부분이 신체의 어디를 뜻하고 있다는 설명이 많이 있지만 사실 효과의 크고 작음의 문제이지 꼭 그 부분이 어떤 질병에 특효라는 것은 보장하기가 힘들다. 그냥 쉽게 생각해서 우리 몸 전체가 지압점이라고 생각하면 사실 세수하는 행위, 샤워하는 행위, 기지개를 펴는 행위, 걷는 행위까지 모두 지압과 맛사지를 할 수 있는 행동이다.

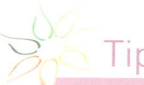

Tip

뇌내 모르핀이란?

뇌내 모르핀은 일종의 마약이다. 마약이라고 해서 중독이 되거나 몸에 해로운 것이 아니라 뇌에서 분비되는 천연 마약이라고 생각하면 된다. 기본적으로 인간은 어느 정도의 고통과 통증을 스스로 통제할 수 있는데 이는 인간의 뇌에서 마약, 즉 모르핀과 비슷한 물질을 분비하기 때문이다. 이것은 사람의 기분을 좋게 만들 뿐만 아니라 노화를 예방하고 자연 치유력을 높여 주는 아주 뛰어난 약리 효과를 갖고 있다. 뇌내 모르핀은 플러스 발상이나 맛사지를 통해 뇌를 기분 좋게 자극하면 분비가 된다.

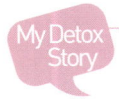

세수를 하면서 관자놀이며 눈두덩이, 콧망울을 눌러주는 것도, 걸으면서 살짝 발뒤꿈치를 들고 발가락을 자극하며 걷는 것도, 샤워를 하면서 똥배를 누르거나 허리를 꼬집는 것도 사실은 경혈점 자극이고 맛사지인 것이다. 이렇게 누르다가 어느 한 부분을 눌렀을 때 뭔가 찌릿하며 시원한 느낌이 들면 부드럽게 문질러주거나 지그시 눌러주자. 그곳이 바로 뇌내 모르핀이 나오는 지점이라고 생각하면 간단하다.

다시 한 번 말하지만 지압과 맛사지의 경우 역시 모든 해답은 일상에 있다.

행복의 원칙은 첫째 어떤 일을 할 것, 둘째 어떤 사람을 사랑할 것, 세째 어떤 일에 희망을 가질 것이다
- 칸트

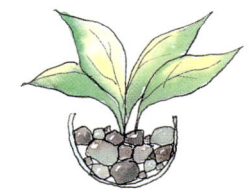

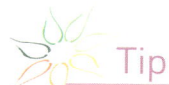

Tip

후두 목따가움

허파 가슴이 답답할 때

심장 가슴통증

구내염 입안냄새

배꼽

간

대장
변비·설사

위 식체

췌장 메스꺼움

신장

자궁 생리통

방광 만성피로

생식기 정력부진

그냥 지나가면 서운하니
알아보는
대표적인 지압점

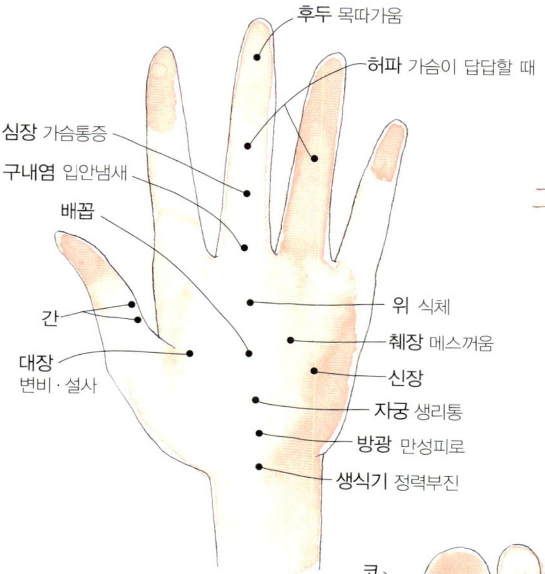

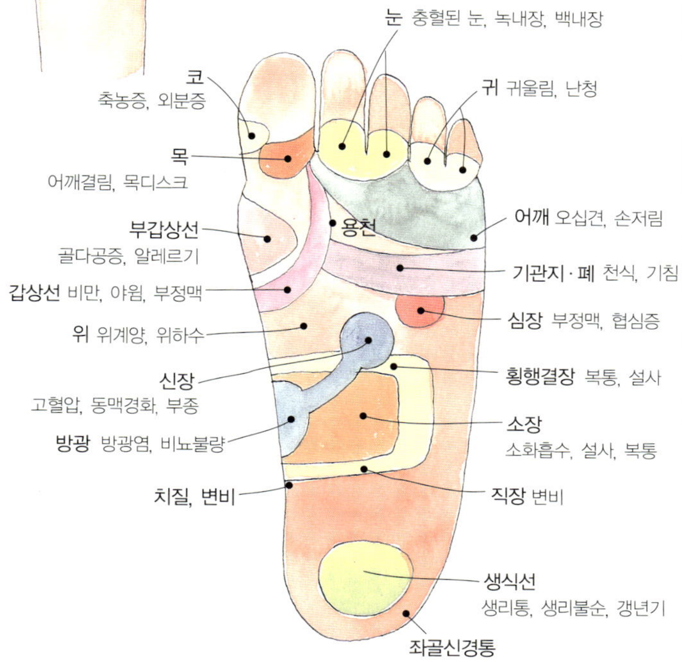

눈 충혈된 눈, 녹내장, 백내장

코
축농증, 외분증

귀 귀울림, 난청

목
어깨결림, 목디스크

어깨 오십견, 손저림

부갑상선
골다공증, 알레르기

용천

기관지·폐 천식, 기침

갑상선 비만, 야윔, 부정맥

위 위계양, 위하수

심장 부정맥, 협심증

신장
고혈압, 동맥경화, 부종

횡행결장 복통, 설사

방광 방광염, 비뇨불량

소장
소화흡수, 설사, 복통

치질, 변비

직장 변비

생식선
생리통, 생리불순, 갱년기

좌골신경통

독소 치료하기 · 199

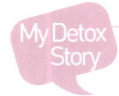

목욕

몸도 마음도 건강하게 하는 목욕

언젠가부터 우리는 스트레스가 쌓이면 '찜질방 가자' 라고 한다. 화가 나는 일이 있거나 속상한 일이 있으면 탕에 물을 가득 받고 들어가 앉아 있기도 하고, 영화 속 여주인공들은 늘 고민이 있을 때면 거품 목욕을 하곤 한다.

이는 목욕이 심신을 안정시킬 뿐 아니라 미용과 노폐물을 제거하는 다양한 효과를 가졌기 때문이다. 그 옛날 이집트의 클레오파트라 여왕은 자신의 목욕을 위해 어디론가 이동할 때마다 수백 마리의 나귀를 대동했다고 한다. 나귀의 젖으로 목욕을 하기 위함이다. 또한 각종 허브와 향신료로 입욕제를 만들어 썼으며 안토니우스를 유혹하기 위해서 향기 나는 물로 매일 목욕을 했다는 이야기도 있다.

로마 시대 말기 가장 흥행했던 것은 목욕 문화였으며 이는 목욕탕이 단순히 씻는 행위의 장소가 아니라 은밀한 만남의 장소였고, 부와 지위를 과시하는 장소이기도 했으며 목욕이라는 것이 그 부와 지위를 이용한 가장 고급스런 행위로서의 역할을 했던 것이다.

사실 사전적인 의미로의 목욕은 신체를 세정하는 행위이다. 하

행복을 즐겨야 할 시간은 지금이다. 행복을 즐겨야 할 장소는 여기다 - 로버트 인젠솔

지만 지금은 옛날처럼 명절을 앞두고 씻는 일종의 연중 행사로
하는 것이 아니므로, 요즈음에는 딱히 더러움을 씻어낸다는 의
미보다는 건강을 위한 목욕이 더 각광을 받고 있다.

반신욕이나 족욕 등을 그 한 예로 들 수 있는데 그렇다면 신체
의 일부분을 물에 담그는 이런 목욕은 과연 어떤 효과가 있을까.

목욕의 효과는 크게 세 가지로 볼 수 있다. 첫 번째는 온열작용
이고, 두 번째는 수압에 의한 효과이며, 세 번째는 부력에 의한
효과이다. 그 외에도 자율신경과 내분비계에도 영향을 주는데
목욕의 종류와 효과에 대해서 자세히 한 번 알아보자.

일반적으로 목욕의 종류는 온도에 따라 차가움을 느낄 수 있는
냉욕탕25℃ 이하과 뜨겁지도 차갑지도 않은 34~37℃의 탕에서부
터 따스함을 느낄 수 있는 저온욕탕37~39℃과 온탕이라고 부르는
온욕탕39~42℃, 그리고 열탕이라고 부르는 고온욕탕43℃ 이상으로
구분된다.

우리나라는 냉탕, 온탕, 열탕 세 가지가 가장 기본적으로 시설
되어 있는데 이 중 36~38℃의 탕에 입욕하게 되면 심장과 허파
등 심장기능의 변화가 극히 적지만 그 이상 높은 온도에서의 입
욕은 심박수 증가를 가져온다. 보통 뜨겁다고 알고 있는 온천 중
에서도 34도 이하의 미온천이 존재하는데 그 중 가장 대표적인
것이 탄산천이다. 탄산천은 미세한 유리탄산 성분이 모공으로
흡입, 모세 혈관까지 자극하는 역할을 하기 때문에 혈액 순환에

모두가 행복해질 때까
지는 아무도 완전히
행복해질 수는 없다
- H. 스펜서

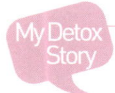

도움이 되고, 신체의 전반적인 순환과 배출을 도와줘서 심장질환, 혈관질환 및 신진대사 불량으로 인한 비만에 특히 효과가 좋다고 알려져 있다. 물론 피부 질환에도 탁월한 효과를 발휘하는데 인공으로 탄산을 만들어주는 입욕제도 나와있다.

탄산천의 경우는 특성상 부동자세로 기포가 몸에 붙도록 해주는 것이 좋다. 그 외에 따뜻한 물로 하는 목욕도 간단한 스트레칭을 해주거나 가만히 앉아 있으면 좋은데 이때 말 없이 명상을 통해 오감을 깨우거나 자율 훈련법을 병행하면 좋은 효과를 낼 수 있다.

목욕을 통해 얻을 수 있는 효과 중 하나인 온열 효과는 신체에 세 가지의 반응을 이끌어낸다. 우리가 탕에 들어가거나 사우나 안에 들어가면 피부는 뜨거운 자극을 받게 되고 인체는 올라간 체온을 떨어뜨리기 위해 자율신경을 가동, 발한을 촉진하는데 이때 나타나는 발한 작용이 온열 효과의 첫 번째 반응이다. 목욕을 하면 우리의 신체 중에 가장 먼저 피부가 영향을 받는데 피부는 외부 자극에 민감하게 반응하는 바로미터와 같아서 신체 온도 변화에 따라 피부를 보호하기도, 땀을 배출해서 체온을 조절하기도 하고 이러한 작용을 통해 피부 모공 속의 노폐물을 배출하기도 한다.

온열 효과의 두 번째 반응은 혈압의 강하이다. 발한작용으로 인해 모세혈관이 확장되고 혈액 순환이 좋아지면 혈압이 떨어지게 된다. 이때 주의할 것은 탕의 온도이다. 탕의 온도가 너무 높

아는 것을 안다 하고 모르는 것을 모른다 하는 것이 말의 근본이다 - 순자

202

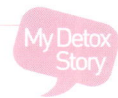

게 되면 화학 반응이 빨라져서 신진대사가 지나치게 빨라질 수 있는데 이는 심장에 부담을 줄 수도 있다. 혈액이 빠르게 돌면 심장은 혈액을 보내기 위하여 보다 많은 펌프질을 하게 되고 심박수가 목욕 직후 보다 약 2배 정도까지 증가하고 혈액량도 똑같이 증가한다.

온열 효과의 세 번째 반응은 칼로리의 소모이다. 인체는 온도가 약 38℃ 전후가 되면 땀이 나기 시작하는데 땀이 피부에서 마를 때 생기는 기화열은 열의 발산을 커지게 하여 칼로리를 소모하게 만든다. 운동선수들이 체중 감량의 방법으로 목욕과 사우나를 이용하고 있는 까닭이 바로 이 원리이다. 물론 일반인들이 무턱대고 따라 하는 것은 무척 위험하기 때문에 자신의 몸 상태를 잘 파악하는 것이 무엇보다 중요하다. 또한 목욕을 하면 호흡이 빨라지고 폐활량이 늘면서 보다 많은 산소를 소비하여 에너지를 소모하게 된다. 그렇기 때문에 피로를 푼다고 찾아간 목욕탕에서 오히려 더 피곤해져서 나오는 일이 생길 수 있다.

목욕의 두번째 효과는 수압에 의한 효과이다. 우리는 물 깊이가 1m씩 증가할 때마다 약 76mmHg 정도의 압력을 신체 표면에 받게 된다. 다시 말하면 서 있는 자세에서 1.3m의 수중에 있게 되면 하반신에는 약 80~100mmHg의 압력을 받는다는 이야기이다. 이러한 수압에 의해 하지 주위는 약 1.5㎝, 배 주위는 약 3~5.5㎝, 가슴 부분은 약 2~3㎝ 정도 수축을 일으킨다고 한다.

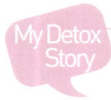

이런 압력을 받았을 때 체내에서는 혈액 순환과 함께 호흡이 가빠지고 호흡에 동원되는 근육 활동도 활발해 진다. 때문에 운동으로 호흡에 필요한 근육을 키우기가 어려운 사람들의 호흡 단련에 크게 도움이 된다.

목욕의 세 번째 효과는 부력의 의한 효과이다. 운동이나 사고로 관절 혹은 골격에 이상을 느끼는 사람들은 수영장 등에서 물에 몸을 담그고 운동을 한다. 이는 물 속에 있을 때 느끼는 중력이 공기 중에 있을 때에 비해 1/10 정도로 약해지기 때문에 크게 힘들이지 않고 물 속 운동을 할 수 있기 때문이다. 이를 응용하면 집안에서 하는 반신욕 등에서도 복부 운동을 하거나 늘어진 살에 힘을 주는 운동을 해서 근력을 키울 수도 있다.

또한 부교감신경을 자극하고 진정 작용이 있는 미온욕은 자기 전에, 부신피질호르몬인 코티졸의 분비를 증가시키는 고온욕은 교감신경 자극에 좋기 때문에 운동 후에 하면 알맞다.

목욕의 순서는 크게 정해진 것은 없지만 다음과 같은 기본 순서를 따라주는 것이 좋다.

목욕 전후에 물을 많이 마신다 → 심장에서 먼 팔다리부터 적셔 준다 → 명상을 한다 → 목욕을 마치고 일어설 때는 천천히 일어선다 → 마지막으로 미지근한 물이나 약간 차가운 물로 샤워를 한다 → 샤워 후 보습 로션이나 크림을 발라준다.

이는 갑작스런 온도 변화에 신체가 적응할 수 있도록 해줌과

누구도 자기가 하는 말이 다 뜻이 있어서 하는 것이 아니다. 그럼에도 자기가 뜻하는 바를 모두 말하는 사람은 거의 없다
- H. 애덤즈

204

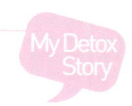

동시에 피부 자극을 최소화 하기 위한 것이다. 취향이나 상태에 따라 적절한 입욕제를 사용하는 것도 좋다.

다양하게 즐기는 목욕법

냉온욕

냉온욕은 찬물과 따뜻한 물을 교대로 오가면서 하는 목욕법이다. 기의 순환을 돕고 피로 회복에 효과적인데 이때 중요한 것은 냉수욕으로 시작해서 온수욕으로 끝나는 것이다. 냉탕의 온도는 14~25℃, 온탕은 38~43℃로 하는데 냉온욕을 처음 시작할 때는 이 편차를 조금 줄인 상태에서 시작하다가 조금씩 넓혀가는 것이 좋다. 각 탕에 들어가 있는 시간은 약 1분 정도로 하고 대여섯 번 정도 왔다 갔다 하는 것이 좋다. 이 역시 초보자는 3번 정도에서 시작하여 조금씩 횟수를 늘려나간다.

차가운 물에 들어갔을 때는 근육과 혈관이 수축하면서 저릿저릿한 기분이 들 수 있으므로 그 부분을 주물러 주거나 가벼운 운동을 해주는 것이 좋지만 온탕에서는 명상 등을 하면서 가만히 있는 것이 더 이롭다.

냉온욕을 할 때 주의할 점은 평소 허약체질이거나 유난히 추위를 많이 타거나 예민한 사람일 경우 온도 변화에 익숙해지지 않아서 오히려 몸에 무리를 줄 수 있다는 점이다.

말을 많이 한다는 것과 잘 한다는 것은 별개이다 – 소포클레스

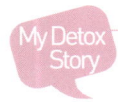

족욕

  족욕 역시 15~20℃의 냉족욕과 40~42℃의 온족욕의 두 가지
가 있다. 이 두 가지 모두 발의 혈관을 확장시켜 혈액순환 상태
를 바꾸어 줌으로써 발의 피로를 풀게 한다. 냉족욕이나 온족욕
을 각각 즐겨도 좋지만 번갈아가면서 즐기는 것도 도움이 된다.
집에서 간단하게 할 수 있는 가장 손쉬운 방법 중의 하나이다.
족욕을 할 때 발가락 하나 하나에 힘을 주어서 움직이거나 발등
과 발목을 스트레칭 해주면 시원한 느낌과 함께 피로가 풀리는
데 도움이 된다.

반신욕

  건강 요법으로 한창 주목을 받았던 반신욕은 말 그대로 체온보
다 약간 높은 온도의 물에 명치 아래쪽을 담그는 목욕방법이다.
전신욕 보다는 심장에 무리를 덜 주기 때문에 15분에서 30분 정
도 즐기는 것도 가능하다. 체질과 신체 상태에 따라 조절하도록
한다. 반신욕은 하반신을 집중적으로 따뜻하게 만들어주기 때문
에 스트레스 해소 및 비만, 질병 예방 등에 효과가 있다. 또한 심
장과 혈액 흐름에 크게 무리를 주지 않아서 고혈압과 심장병 환
자도 시도할 수 있는 목욕법이다.

  팔을 비롯한 상반신은 물에 담그지 말고 명치 아래만 담그는데
물을 끼얹고 들어가지 않아야 상체의 수분이 증발하면서 오한이

드는 일이 없다. 십분쯤 지나면 상체가 더워지면서 땀이 흐른다.

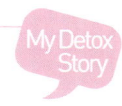

헤드 스파

두피관리 전문점에서 받을 수 있는 헤드 스파는 맛사지와 두피 관리, 헤어 케어까지 결합된 것으로 비용이 만만치 않다. 하지만 샤워를 하거나 머리를 감을 때 딱 오분 씩만 더 투자하면 하루 종일 상쾌한 기분을 느낄 수 있는 헤드 스파의 효과를 볼 수 있다.

우선 더운 물로 머리를 충분히 적셔 준 후 샴푸는 소량을 짜서 손바닥으로 거품을 미리 내 둔다. 이때 두피 맛사지용 기구 등을 사용하면 조금 더 시원한 느낌을 받을 수 있다. 두피에 골고루 샴푸를 바르고 손가락 끝으로 튕기듯 두피를 자극해주는데 다섯 손가락 전체로 꼬집듯 두피를 자극해준다. 이때 주의할 점은 손톱으로 두피를 긁는 것이 아니라 손 끝의 살 부분으로 자극해야 한다는 것이다. 정수리와 목 가운데의 오목한 부분, 관자놀이까지 구석 구석 눌러주면 머리가 맑아지고 시원해지는 느낌을 받을 수 있다.

좌욕

변비나 치질이 있는 사람뿐 아니라 예방을 하고자 하는 사람들, 의자에 오래 앉아 있는 사람들은 용변 후 될 수 있는 대로 좌

집은 책으로, 정원은 꽃으로 가득 채워라
– 앤드류 랑그

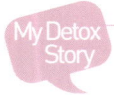

욕을 해주는 것이 좋다고 한다. 비데의 경우 그 수압으로 인해 오히려 항문에 무리를 줄 수도 있으므로 혈액 순환과 건강을 위해서는 좌욕을 하는 것이 좋다. 좌욕용 좌욕판을 이용하는 것이 가장 좋으며 체온보다 조금 높은 정도의 온도로 10분 정도 엉덩이 부분을 담그면 된다.

핸드 스파

사실 손처럼 혹사 당하는 신체부위도 없을 것이다. 밥을 먹을 때도 일을 할 때도 우리는 끊임 없이 손을 사용한다. 특히 컴퓨터를 사용하는 사람들의 경우 키보드를 치면서 손 끝이 마르거나 갈라지기도 하고 손목 부분이 뻐근한 경험을 한 적이 있을 것이다. 하루에 십분 정도만 시간을 내서 '손 목욕'을 해주도록 하자. 따뜻한 물로 손을 씻고 시중에 나와 있는 스크럽 제품이나 흑설탕+베이비 오일을 섞은 것으로 손 구석 구석을 부드럽게 맛사지 해준다. 손등과 손가락의 굳은살 부위까지 꼼꼼하게 스크럽 해준 후 따뜻한 물로 씻어낸다.

핸드 로션을 평소 쓰던 양의 3~4배 정도 덜어서 골고루 바른 후 손가락을 하나하나 쓸어 당기며 자극을 준다. 손가락 뼈 마디와 손 바닥 구석 구석을 꼭꼭 눌러가며 골고루 맛사지를 한 후 주먹을 쥐었다 폈다 하면서 손을 풀어준다. 이후 뜨거운 스팀 타월로 덮어서 구석구석 주무르며 남아 있는 로션을 닦아 내

책이 없는 방은 영혼이 없는 육체와 같다
– 기케로 루보크

주면 된다.

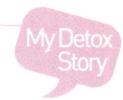

약욕

각종 입욕제를 넣어 즐기는 목욕법이다. 증상에 따라 혹은 필요에 따라 알맞은 입욕제를 첨가하여 즐긴다.

목욕 입욕제는 시중에서 파는 것을 사용해도 좋지만 자신의 피부 타입에 맞게끔 천연 재료를 이용해보자. 당장 냉장고 속에 있는 식재료들도 훌륭한 약욕의 재료가 될 수 있다. 단, 목욕에 사용하는 것들은 농약 성분을 깨끗하게 제거하고 소금기 역시 없앤 후 물에 넣고 목욕을 하도록 해야 한다.

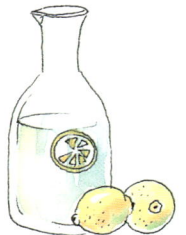

생각하지 않고 읽는 것은 잘 씹지 않고 먹는 것과 같다 – 바이크

목욕할 때 사용하면 좋을 냉장고 속 재료들

1 **천일염** – 삼투압의 효과로 노폐물을 제거하고 미네랄 성분이 피부를 부드럽게 한다. 꼭 천연 소금을 사용해야 피부에 무리가 없다. 소금에 꿀이나 올리브오일 등을 섞어서 맛사지를 하면 각질 제거 효과도 있다.

2 **레몬** – 상큼한 향이 기분을 좋게 해주고 피부 늘어짐을 방지해 준다.

3 **사과** – 신진대사에 좋다. 깨끗한 껍질을 써도 좋지만 사과즙을 내어 면보 등에 싼 후 욕조에 넣으면 신선한 사과향이 심신을 이완시켜 준다.

4 **청주** – 혈관을 확장시켜서 혈액 순환을 돕고 체내의 노폐물을 배출한다. 피로 회복에 탁월한 효과가 있다.

5 **와인** – 폴리페놀 성분이 피부에 탄력을 주고 와인의 알콜 성분이 혈액 순환을 돕는다.

6 **우유** – 피부를 부드럽게 만들어주고 수분과 영양을 공급해주지만 아토피 피부는 상태에 따라 피하는 것이 좋다.

7 **커피** – 피부의 각질을 부드럽게 녹여주고 커피에 함유된 지방이 피부를 곱게 만들어 준다. 원두 커피를 추출한 후 남은 찌꺼기를 이용하면 된다.

8 **해조** – 미네랄이 풍부해서 피부 미용에 좋다. 소금기는 완전히 제거해야 하고 적당한 크기로 잘라서 욕조에 담그면 된다.

9 **허브** – 정신적인 스트레스 해소나 피로회복에 좋다. 라벤더나 로즈마리 레몬밤 등이 가장 보편적이며 오일을 한 두 방울 떨어뜨리거나 마른 허브 등을 뜨거운 탕에 넣어 우려내면 된다.

10 **쑥** – 스트레스나 과도한 운동으로 뭉친 근육을 풀어주고 혈액 순환을 도와서 몸이 차가울 때 효과적이다. 쑥을 그냥 담그는 것보다 쑥을 끓인 물을 섞는 것이 더 효과적이다.

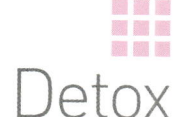

Detox

음식

　살을 빼거나 건강을 목적으로 하는 사람들이 가장 쉽게
생각하는 방법은 바로 굶는 것이다. 단식은 때로는 효과적인 '리
프레쉬'의 방안이 될 수 있다. 하지만 자신의 몸 상태를 제대로
파악하지 않고 무작정 굶는 것은 오히려 건강을 해칠 수 있기 때
문에 굉장히 주의해야 한다. 또한 평소 먹는 습관을 잘 들이는 것
도 중요하다. 짜고 매운 것을 줄이고 기름진 음식도 제한해야 한
다. 또한 적게 먹는 습관을 들여야 하는데 우선은 위장의
60~80% 정도만 채운다는 느낌으로 먹는 습관을 들여보자. 말로
는 쉬울지 몰라도 딱 한 숟갈만 더 먹었으면 좋겠고 저 고기 한 점
만 더 먹었으면 좋겠고 빵 한 개만 더 먹었으면 좋겠다는 그 마음
을 물리치기란 생각만큼 쉽지 않다.

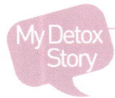
게다가 우리 몸은 너무나 훌륭한 메커니즘을 가지고 있어서 며칠을 굶어서 위가 작아졌다고 생각하고 살이 빠졌다고 생각하며 흐뭇해 할 때 몸은 '두고 봐라. 지금부터 들어오는 건 다 지방으로 축적해 줄 테다. 그리고 예전에 많이 먹을 때 늘어났던 위의 크기를 기억해줄 테다' 하며 기회를 엿보고 있다. 여기서 다이어트의 요요현상이 오는 것이다. 결국 먹는 습관도, 식욕 조절도 뇌에서 관장한다고 볼 수 있다.

사실 우리 몸에서 두뇌가 차지하는 무게는 2%뿐이지만 하루에 섭취하는 에너지의 20%를 뇌에서 소비할 정도로 뇌는 많은 에너지를 소비한다. 때문에 음식을 먹을 때도 뇌 건강을 생각하면 사실 신체의 건강은 자연스럽게 덤으로 챙길 수 있다. 왜냐하면 뇌에서 필요한 에너지인 혈당이 부족하게 되면 자연히 우리 몸에서 단음식이나 과식을 요구하게 되고 이에 부응할 경우 인슐린이 과도하게 발생하는 악순환을 겪을 수 있기 때문이다. 그렇기 때문에 음식을 먹을 때 뇌가 원하는 음식을 적절하게 먹어주면 신체의 건강은 자연스럽게 챙길 수 있다.

DHA 라든가 오메가3 같은 성분들이 뇌에 좋다고 해서 일부러 챙겨 먹기도 하지만 현미밥이나 견과류, 데친 나물, 신선한 등푸른 생선 등을 일상 식사에서 챙겨 먹는다면 충분한 양을 섭취할 수 있다. 또한 아침을 챙겨 먹어서 혈당 수치를 조절하고 끼니는 거르지 않는 편이 좋다. 대신 꼭꼭 씹는 과정을 통해 뇌를 자극하고 뇌로 하여금 '지금 열심히 음식을 먹고 있다' 라는 것을 인지하게 해주어야 한다. 또한 너무 배부르게 먹는 것 보다는 '조금 덜 먹었다' 하는 느낌까지만 먹는 것이 좋다. 이미 쌓인 독을 배출하는 해독을 위해서는 독소가 덜 쌓이게, 또 쌓이더라도 금방 배출될 수 있도록 신체 상태를 정비해 주는 것이 좋은데 이러한 식습관은 데톡스 습관에 있어서 참 중요하다.

사실 세끼 밥상에 보약이 있고 일상 생활 속에 건강에 대한 모든 답이 있다. 앞에서 이야기한 해독 음식들을 챙겨 먹되 어떤 식으로 먹어야 하는지 방법론적인 것을 한 번 알아보자. 먹는 데 무슨 방법이 있겠냐 싶겠지만 사실 먹는 것도 체계가 있고 과학이 숨어 있다. 여기서는 가장 보편적인 방법인 단식과 소식을 소개한다.

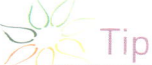
Tip

〈규합총서〉의 식시오관食時五觀

식사할 때 다음의 다섯 가지를 생각하라.
첫째, 이 식사를 장만하기 위하여 얼마나 수고하였는가. 이 식사가 어디서 왔는가를 생각하라.
둘째, 내가 이 식사를 할 만큼 착한 일을 하였는가를 생각하라.
셋째, 많이 먹겠다고 욕심을 부리지 말아라.
넷째, 이 식사가 내 몸의 좋은 약이라고 생각하고 먹어라.
다섯째, 도를 닦기 위하여 식사를 하여라.

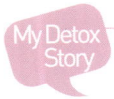

먹어서 아프다면, 안 먹으면 되지! – 단식

단식은 말 그대로 음식을 먹는 행위를 중단하는 것이다. 물론 무조건 안 먹는 것은 아니고 단식에도 절차가 있다.

우선 단식의 기간을 잡는다. 일본의 단식 전문가인 후지모도 겐코우에 의하면 최소 10일의 코스로 단식을 해야 몸 안의 독소와 숙변이 빠져 나온다고 한다. 하지만 일반인이 단식 전문가인 그의 주장을 덥석 따라 했다가는 쓰러질 것이 분명하다. 그래서 차선책으로 선택하는 것이 1일 단식, 3일 단식이다.

자연 속에서 사는 동물들은 몸이 조금 좋지 않거나 병이 생기면 밥을 먹지 않고 굶는다. 집에서 키우는 개도 마찬가지이다. 오죽하면 애견 키우는 법에 관한 책에 '개는 절대 먹을 것을 두고 굶지 않는다. 단, 아플 때만 빼고. 그렇기 때문에 개가 평소와 다른 식욕을 보인다면 질병을 의심해야 한다' 라고 까지 쓰여 있을까. 후지모도 겐코우는 아파도 꾸역꾸역 먹는 동물은 인간 밖에 없다고 얘기한다. 먹지 않으면 아프지 않을 것을 먹어서 아픔을 키운다는 것이다.

여기서는 3일 단식과 10일 단식을 한 번 살펴보자.

3일 단식은 사실 누구나 할 수 있다. 연휴기간을 단식 기간으로 잡거나 금, 토, 일 등 주말을 끼고 단식을 하게 되면 의외로 쉽게 할 수 있다. 다만 주의해야 할 것은 목요일 저녁까지 배터

부자가 되기 위한 욕심보다 독서로 더 많은 지식을 취하라. 부는 일시적인 만족을 주지만, 지식은 평생토록 마음을 부자로 만들어준다 – 소크라테스

지게 먹고 금요일부터 생으로 굶는 것은 올바른 단식법이 아니라는 것이다. 단식의 기간을 정했으면 적어도 단식 기간의 2배만큼을 준비와 보식 기간으로 갖는 것이 좋다.

예를 들어 3일 단식이면 단식을 하기 3일 전부터 준비하고 단식이 끝난 후 최소 3일간 보식을 해주어야 하는 것이다. 사실은 그 두 배의 기간인 각각 6일과 6일을 감식과 보식의 기간으로 잡는 것이 가장 바람직하다.

단식의 준비는 거창하지 않다. 염분을 줄이고, 양도 줄인 부드러운 식사를 하면서 위를 순하게 만들어 준다. 이때 규칙적으로 평소보다 적은 양을 먹는 것이 좋고 물도 많이 마신다. 물은 이것저것 섞인 물보다 아무것도 섞이지 않은 미네랄 워터가 가장 좋다.

단식 당일은 우선 물을 한잔 천천히 씹듯이 마시고 하루를 시작한다. 배가 고프다고 물배를 채우거나 배고플 것이 두려워 아무 일도 하지 않고 늘어져 있는 것은 오히려 좋지 않다. 물은 입이 마르지 않을 정도로 적당히 마시고 정 속이 쓰리고 배가 고프면 꿀을 약간 섞은 물이나 순수한 과즙을 약간 먹도록 한다.

나머지 기간도 마찬가지인데 빠른 사람은 단식 기간 동안 숙변이 나오지만 나오지 않는 사람도 있다. 단식을 하고 나면 머리가 맑아지고 몸이 가벼워진다. 단식이 끝난 후의 처리가 3일 단식보다 더 중요하다. 단식이 끝난 후 죽을 먹기 시작해서 위를 갑자기 늘리지 않도록 한다. 기름진 것과 육식은 피하는 것이 좋다.

My Detox Story

당신에게 가장 필요한 책은 당신으로 하여금 가장 많이 생각하게 하는 책이다
– 마크 트웨인

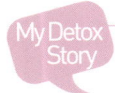

일주일 단식 역시 마찬가지이다. 다만 일주일 단식을 할 때는 단식 2일째 즈음 구충제를 먹는 것이 좋다고 후지모토 겐코우는 얘기하고 있다. 단식 기간 동안의 물은 하루에 다섯 잔 정도로 제한하는 것이 좋은데 물을 너무 많이 마시면 혈액이 묽어져서 몸이 더 노곤해지기 때문이다. 또한 의식적으로 몸을 움직여서 우리 몸이 '극한의 상태에서 필요 없는 세포를 스스로 죽이고 건강한 세포만 살려서 움직이도록' 만들어야 한다. 간혹 몸에서 냄새가 나거나 소변이 진하게 나오는 것은 몸 속의 노폐물이 배출되면서 일어나는 현상이다. 하지만 더운 물 안에 몸을 담그는 것은 탈진을 야기할 수 있으므로 가벼운 샤워만 하도록 하자.

단식 후의 보식은 역시 죽으로 시작하고 그 기간은 최소 7일에서 14일 이상으로 잡는 것이 좋다.

만병의 근원인 과식을 막아라 – 소식

적게 먹되 꼭꼭 씹어 먹는 것. 그게 소식이다. 요즘 다이어트 비법으로 각광받고 있는 반식법도 일종의 소식인데 평소 먹던 양을 줄여서 위가 포만감을 느끼는 한계점을 점점 낮추어 가면 되는 원리이다.

현대병인 비만, 당뇨, 고지혈증 등은 모두 '너무 잘 먹어서' 생긴 병들이다. 사람들은 혀를 만족시키기 위해 비싼 돈을 주고

행복의 비결은 좋아하는 일을 해서가 아니라 해야 하는 일을 좋아하기 때문이다
– 제임스 베리

'미식'을 행하고 그로 인해 얻은 병들을 치료하기 위해 또 돈과 시간과 노력을 투자한다. 이 얼마나 어리석은 순환인가. 사실 먹는 즐거움은 무시할 수 없을 만큼 크다. 먹는 낙으로 사는 재미를 느끼는 사람도 있다. 이것을 나쁘다고 하는 것이 아니라 다만 '잘 살기 위해 잘 먹자'라는 것이다. 그리고 소식은 그 '잘 먹기'의 가장 쉬운 방법이자 가장 좋은 방법이다.

우선 내가 평소에 먹는 양을 딱 3일만 꼼꼼하게 기록해보자. '나는 정말 먹는 것이 없어'라고 생각하는 사람일수록 이 과정이 더 필요하다. 밥을 얼마나 먹었는지, 반찬은 어떤 것으로 먹었고 물은 몇 잔을 마셨는지 간식으로 집어먹은 과자는 몇 조각이고 과일의 양은 얼마나 되는지를 꼼꼼하게 기록해서 삼 일째 되는 날 기록된 음식들을 한 번 살펴보자. 분명 '이걸 먹으면 살찔 텐데' 하고 무던히 참았음에도 불구하고 어마어마한 양을 먹었다는 사실에 놀랄 것이다.

사람마다 필요한 열량은 조금씩 다르지만 평균적으로 2000kcal 정도이다. 이 중에서 우리가 생활하는 데 필요한 에너지는 보통 600~1000kcal라고 한다. 나머지 칼로리는 자율 신경을 조절하는 데 이용되거나 잉여 칼로리로 몸 속에 누적이 되는데 이 누적분이 비만과 성인병을 일으키는 주범이 되는 것이다. 늘 배가 고프게 굶는데도 살이 안 빠진다고 하는 사람들은 이 칼로리 계산을 잘못해서 음식을 먹거나 과식과 금식을 넘나들거나 규칙적이지

My Detox Story

책은 그 누구보다 우뚝 키가 큰 사람이요, 다가오는 세계에 들릴 만큼 소리 높이 외치는 오직 한 사람이다
– E.B. 브라우닝

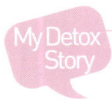

않은 식습관을 가지고 있는 경우가 많다.

　특히 밤 새도록 빈 위를 아침을 굶음으로 해서 텅 비게 만들어두면 점심때는 당연히 과식을 하게 되고 과식으로 늘어난 위는 저녁때 더욱 많은 음식물을 받아들이려고 한다. 때문에 아침을 3이라고 보았을 때 점심의 양은 2, 저녁의 양은 1 정도로 비율을 맞추어 주는 것이 좋고 원래 먹던 양에서 1/3 정도를 덜 먹는다는 느낌으로 시작하면 된다. 그 양이 익숙해지면 궁극적으로는 1/2로 줄이는 것이 반식법인데 이는 모든 먹는 양을 반으로 줄이는 것이다.

　소식을 하게 되면 좋은 점이 일단 꼭꼭 씹어 먹게 된다는 것이다. 씹는 작용은 소화에도 도움이 되지만 뇌를 자극해서 뇌로 하여금 '아… 음식을 먹고 있구나' 하는 생각을 하게 한다. 음식을 먹고 있다는 사실을 알게 된 뇌는 씹는 시간이 길어질수록 배가 부르다는 포만감을 느끼게 해주고 결과적으로 적게 먹어도 배부른 느낌을 가질 수 있게끔 작용을 한다.

　소식의 두 번째 좋은 점은 음식의 맛을 민감하게 느낄 수 있다는 것이다. 음식의 맛을 느낄 새도 없이 와구와구 먹어서 배를 먼저 채워버리면 식재료 하나하나에 숨어 있는 예민한 맛을 느끼지 못한다. 하지만 적게 먹으면서 꼭꼭 씹어 먹다 보면 재료 하나하나의 맛을 소소히 느낄 수 있다. 미각도 발달한다는 것이다. 또한 몸이 가벼워지고 머리가 맑아지는 효과도 있으며 노화 예방에도 도움이 된다.

나는 긴 잠, 다시 말해서 죽을 때, 책을 베개 삼아 누울 것이다
– A. 스미드

〈성호사설〉의 '식소食少'

성호 이익의 적게 먹는 것에 대한 이야기이다. 먹을 것이 너무 풍성해서 오히려 탈이 나는 현대인들이 한번쯤 읽고 느껴볼 만하다.

나는 가난한 사람이다. 가난하다는 것은 재물이 없음을 일컫는 것이다. 재물이란 부지런히 힘쓰는 데서 나오는 것이며, 부지런히 힘쓰는 기술은 어릴 적부터 익히지 않으면 안 된다. 그러니 내가 어찌 가난하지 않을 수 있겠는가? 오직 용도를 절약하는 수밖에 없는 것이다. 무릇 생활하는 데 있어 십분 생각하여 적게 소비하며 그 이외에는 일체 소비하지 않아야 한다. 만일 한 푼이라도 대수롭지 않게 여겨 소비해도 괜찮다고 생각한다면 옳지 못한 것이다. 비록 하찮은 미물에도 그 쓰이는 바는 모두 재물인데, 무슨 물건인들 아깝게 여기지 않겠는가?

한 가지 물건이 있는데, 써야 할 곳을 기다리지 않고 버린다면 이는 하늘이 내린 물건을 함부로 없애는 것으로 이는 어진 사람이 부끄럽게 여기는 바이다. 그리고 재물로는 곡식보다 더 중한 것이 없다. 하루에 두 그릇의 밥은 입이 있는 자는 누구나 다 먹어야 하는데, 저마다 노력을 다한 데서 얻어진 것은 아니므로 재물이란 항상 모자라고 없어지는 것이 걱정이다.

손은 부지런히 하지 않고 입만 먹으려고 한다면 벌레나 짐승과 무엇이 다르겠는가? 그러나 옛적의 군자는, 혹 앉아서 도道를 논하기도 하고 일어나서 일을 집행하기도 하였는데, 이는 부지런히 힘써서 곡식을 생산하는 것과 그 공로가 같은 것이므로, 비록 많이 먹는다 하더라도 유감이 없겠지만 만약 편안히 앉아서 마음을 쓰지 아니하고 남들이 힘써 생산한 것만 빼앗아 먹는다면 어찌 옳은 일이라 하겠는가?

나는 천성이 글을 좋아하여 비록 온종일 끙끙거리지만, 한 올의 베나 한 알의 쌀도 모두 나의 힘으로 마련된 것이 없으니, 어찌 이른바 천지간의 한 좀벌레가 아니겠는가? 오직 다행한 것은 선대의 유업이 있어서 몇 섬 몇 말을 받고 있으므로, 그 가운데서 식량을 절약하여 많이 먹지 않는 것으로 첫째 가는 경륜(經綸)과 알맞은 대책을 삼는다.

무릇 한 그릇에서 한 홉의 쌀을 덜어내면 남들은 소득 없는 일이라고 하겠지만, 하루에 두 그릇이면 두 홉이고, 한 집이 열 식구라면 두 되이며, 한 고을이 1만 집이라면 2천 말의 많은 식량을 저축할 수 있는데, 하물며 한 식구의 소비가 한 홉의 적음에 그치지 않으며, 또 한 사람의 1년 동안 식량이 쌓이면 매우 많음에랴? 그 쓸데없는 소비는 한 푼 한 홉도 아까운 것이다.

우리나라 사람들이 즐겨 많이 먹는 것은 천하에서 으뜸이다. 요즘 표류되어 유구국에 간 자가 있었는데, 그 나라의 백성들이 비웃으면서, "너희의 풍속이 항상 큰 사발과 쇠숟갈로 밥을 떠서 실컷 먹으니 어찌 가난하지 않겠는가?"하였다. 대개 그들은 전자에 우리나라에 표류되어 우리의 풍속을 이미 잘 알고 있었던 것이다.

내가 일찍이 보건대, 해변 사람들은 한 사람의 먹는 것을 세 사람이 나누어 먹어도 굶주리지 않을 양을 먹고 있으니, 나라가 어찌 궁색해지지 않겠는가? 어려서 배부른 것에 습관이 되면 창자가 점차 커져서 채우지 않으면 굶주림을 느낀다면 굶주려 죽는 사람도 있을 것이다. 그러므로 곡식을 아주

끊고 먹지 않은 자도 있었으며, 산과 들의 금수들이 얼음이 얼고 눈이 쌓여도 능히 죽지 않는 것은 그 습성의 소치인 것이다.

비록 늘 굶을 수는 없다 하더라도 어찌 그 너무 과한 것을 감소시킬 도리야 없겠는가? 주림을 참기가 어렵다는 것은 마음에 있는 것이지, 특히 배가 그런 것만은 아니다. 중은 채소만 먹는데도 수척하지 아니한데, 혹 효자가 육식을 끊으면 병이 많아지는 것은 그 즐겨 먹고 싶어하는 마음이 병되게 만든 것이다.

이것으로 말미암아 본다면 지금 사람들이 굶주림을 참지 못하는 것은 마음이 굳지 못한 까닭이다. 그 연유는 무엇인가? 전쟁이 이미 멀어졌고 안일한 데 습관이 되었기 때문이다. 삼국 이전에는 전쟁이 계속되었던 때여서 안일을 얻지 못하였는데 또 굶주렸다 해서 다 죽지는 않았었다. 농사는 짓는데 틈이 없어 창고가 비어 있으니 비록 항시 배부르고자 한들 어찌 될 수 있었겠는가?

지금 사람들은 일찍 일어나서 흰죽을 먹는 것을 조반이라 하고, 한낮을 단단히 먹는頓食 것을 점심이라 한다. 부귀한 집에서는 혹 하루에도 일곱 차례를 먹으므로 술과 고기가 흥건하였고 진귀한 음식과 색다른 찬이 높이 쌓여서 그 하루의 소비로도 1백 사람을 먹일 수 있다. 집집마다 다 이러하니, 민생이 어찌 곤궁하지 않겠는가? 한탄스러운 일이다.

나는 일의 공효功效가 빠른 것은 굶주림을 참고 먹지 않는 것만 같음이 없다고 본다. 한 두 번 굶는다 하여 반드시 질병이 생기는 것은 아니며, 굶는 데 따라서 한 두 되의 쌀이 불어나게 되는 것이다. 약간의 굶주림을 참지 못하고 쌀이 떨어져 먼저 병든 사람과 비교한다면, 어리석음과 지혜로움이 어떠하겠는가?

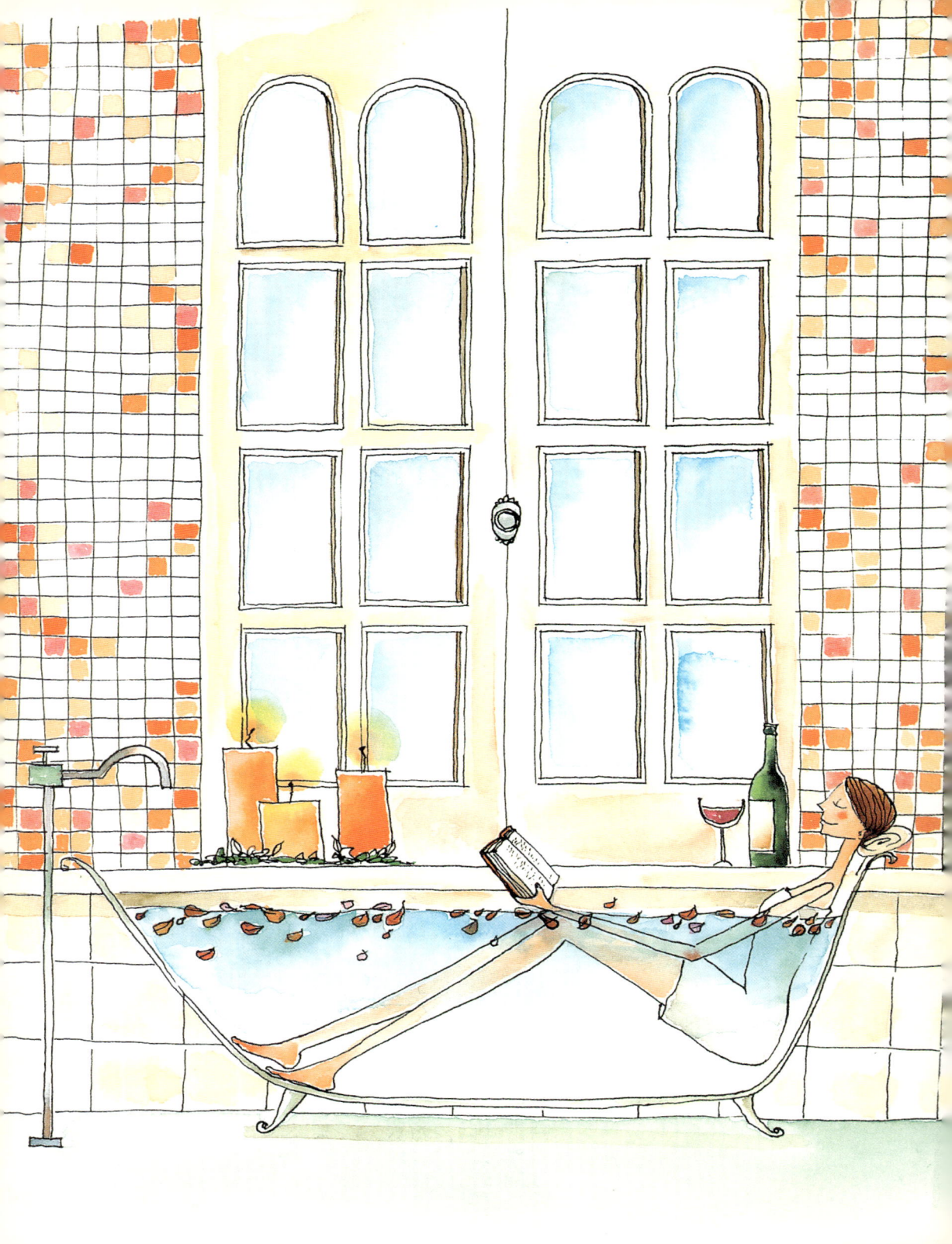

채워 넣기

감염될수록 이로운 바이러스가 있다. 질병의 발병을 억제할 뿐아니라 독소가
쌓이는 것도 막아주고, 이미 쌓인 독소도 배출하는 역할을 하는 이 바이러스의
이름은 바로 '행복'이다. 해독을 위해 몸과 마음을 비우고 치료했다면 이제는
면역력 향상을 위한 행복 바이러스에 감염될 차례이다.

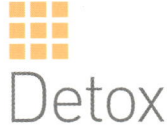

Detox

삶을 풍성하고 건강하게

오감으로 새롭게 채운다

　세계적인 타악기 연주자인 애블린 글래니의 연주를 듣다 보면 그녀가 청각 장애인이라는 사실을 조금도 의식하지 못한다. 아니 오히려 맨발로 악기의 진동을 느끼며 훌륭하게 이 악기 저 악기를 넘나들면서 펼치는 연주에 감탄을 금하지 못하게 된다. 그녀는 자신이 듣지 못하는 것이 아니라 듣는 것이 조금 불편할 뿐인 악기 연주자라고 말하지만 비어버린 청각을 채우기 위해 발로, 손으로 느끼는 촉각을 발달시키기 위해 얼마나 노력했는지는 듣지 않아도 알 수 있을 것이다.

　70년대에 인기를 끌었던 외국 드라마 중에 '600만 불의 사나

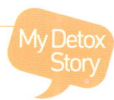

이'와 '소머즈'라는 작품이 있다. 각각 사고로 신체의 기능을 못 쓰게 된 주인공들이 의술과 과학의 힘을 빌려 '오감'이 뛰어나게 발달된 후 각종 사건을 해결하고 영웅으로 거듭난다는 스토리였다. 그 시대에 유년 시절을 보낸 사람이라면 누구라도 '뚜뚜뚜뚜' 소리와 함께 몇 백 킬로미터 밖의 상황을 볼 수 있었던 '600만 불의 사나이'와 귀 한 번 쫑긋 하면 역시 수백 킬로미터 밖의 이야기를 들을 수 있었던 '소머즈'를 부러워하거나 흉내 내며 놀았던 기억이 있을 것이다. 하지만 이 오감이라는 것은 우리가 발달시키지 않고 사장시키며 살아 왔을 뿐이지 사실 우리는 누구나 600만 불의 사나이처럼, 소머즈처럼 될 가능성을 가지고 태어난다.

오랜 세월 늑대와 함께 살아오다 구출된 '늑대 소녀'의 예를 들어보자. 그녀는 십여 년 간 사람이 아닌 늑대와 함께 살아 오다 구출이 되었는데 구출될 당시 후각과 청각 등은 대단히 민감한 반응을 보였으나 미각이라든가 언어 습득의 면에서는 거의 발달의 양상을 보이지 못했다. 이는 현대를 사는 사람일지라도 환경에 따라 오감의 발달 정도가 다를 수 있음을 시사해준다.

사실 원시시대의 인류는 거의 동물적으로 살았기 때문에 감각이 지금의 현존 인류보다 더 뛰어났다고 한다. 생각 해보면 그럴 수 밖에 없다. 자기 몸을 지키기 위해, 좀 더 좋은 먹을 것을 얻기 위해서는 당연히 오감을 곤두세우고 살아야 했을 것이고 어

정치의 본질은 적과 동지의 구별에 있다 − 칼 슈미트

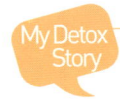

뎧게 보면 생존에 대한 절박함은 있었을지 몰라도 스트레스는 적었을 것이다. 감각이 총동원 되어 모든 욕구를 충족시키기 위해 애를 썼을 테니 말이다. 하지만 현대를 사는 우리들은 사실 오감을 발달시키기 보다는 감각을 닫아버리는 것을 더 강조 받으며 산다. 일본 닛꼬에 가면 귀 막고 눈 막고 입 막은 원숭이 조각상이 있다. 우리나라 속담에도 '귀머거리 삼 년, 벙어리 삼 년'이라는 말이 있다. 이는 인간 관계를 무난하게 하려면 봐도 못 본 척, 들어도 못 들은 척해야 한다는 말이다. 세태가 이런데 어찌 오감을 곤추세우고 살아 갈 수가 있겠는가. 자연히 들어야 하는데 듣지 못한 척을 하고, 느껴야 하는데 느끼지 않은 척을 해야 하고, 봐야 하는데 못 본 척을 해야 하니 감각은 퇴화하고 대신 스트레스만 쌓여가는 것이다.

사실 해독이라는 것이 몸 안의 독소를 빼고, 또 쌓인 것이 있다면 얼른 풀어버리는 것이라고 했을 때 오감의 활용이야말로 어떻게 보면 가장 원천적인 방법이 될 수 있다.

다섯 명 중 두 명 이상이 안경이나 렌즈를 착용해야 보는 데 불편이 없는 시대가 되었지만 보는 것도 한 번 신경 써보자. 네모 반듯한 컴퓨터 화면만 종일 들여다 볼 것이 아니라 가끔씩은 먼 산을 바라보는 것이 시력뿐 아니라 눈 건강에도 도움이 된다. 될 수 있으면 그저 먼 곳에 있는 사물을 바라보기만 할 것이 아니라 한 지점을 부드럽게 응시하며 저곳에는 무엇이 있을까를 상상하

최상의 성공은 실망 다음에 온다 – H. 비처

면서 보도록 하자. 눈의 피로가 쌓이지 않도록 될 수 있는 대로 녹색의 기운이 있는 사물을 보는 것도 좋다. 그리고 이렇게 먼 산을 보면서 다른 감각도 인위적으로 한 번 깨워보자.

예를 들어 먼 산에 한 점 박혀 있는 핑크색을 봤다면 그 핑크색이 흐드러지게 핀 진달래라고 상상을 하는 것이다. 코로는 진달래의 향을 맡는 것처럼 깊이 숨을 들이쉬고 내쉬며, 코 끝에 정말 달콤한 향기가 감도는 상상을 해보자. 손끝으로 진달래 꽃잎을 만지는 듯한 느낌을 가져보도록 하자. 보드라운, 혹은 살짝 짓무른 듯한 꽃잎의 느낌이 손끝에 당장 느껴지지는 않겠지만 그 순간만은 있는 곳이 어디이건 깊은 산 속의 진달래 밭에 앉아 있는 기분이 될 것이다. 이때 호흡은 천천히 하도록 하고 최대한 집중해서 온 감각이 집중되도록 해보자. 하루에 단 오 분만이라도 이런 시간을 갖는다면 오감을 자극하는데 도움이 될 뿐 아니라 스트레스 완화에도 큰 효과가 있다.

뿐만 아니라 음식을 먹을 때도 허겁지겁 급하게 먹는 것이 아니라 조금씩 천천히 씹어서 먹도록 하자. 사실 씹는 작용은 일종의 일차적인 해독 행위이다. 씹는 행위를 통해 분비되는 침은 살균 효과를 가지고 있으며 음식물을 잘게 부수는 행위를 통해 우리 몸은 '아, 음식물이 들어오는구나' 라는 신호를 받고 음식물을 받아들이기 위한 준비를 시작한다. 급하게 꿀떡꿀떡 넘길 것이 아니라 음식을 천천히 씹으면서 그 안에 숨어 있는 맛을 느껴보

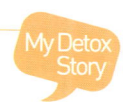

타인에 대한 존경은 처세법의 제1조다
– 아미엘

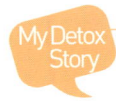

도록 하자. 그냥 짠맛이라고 생각했던 자반 고등어도 천천히 씹다 보면 짠 맛 뒤에 생선 살의 단맛, 비린 맛 뒤에 숨은 감칠맛이 점점 구수함으로 변하는 것을 느낄 수 있다. 아무런 양념이 되어 있지 않은 쌀밥조차도 꼼꼼히 씹다 보면 녹말이 호화하면서 변화해가는 맛의 과정을 느낄 수가 있는데 이는 대충 씹고 꿀떡 넘겨버리는 사람이라면 결코 느끼지 못할 맛의 묘미이다.

촉감 역시 마찬가지이다. 0세에서 3세 정도 되는 아기들을 가진 부모들은 아이들의 오감을 발달시키기 위해 학원을 보내거나 따로 '오감 교육'을 돈 들여서 시키곤 한다. 물론 체계적인 교육이 아이들에게 더 이로울 수도 있겠지만 사실 이 교육은 집에서도 충분히 이루어 질 수 있다. 예를 들어 밀가루 반죽의 느낌과 잘게 썬 호박의 느낌이 다르고, 계란을 풀어둔 물과 식초의 느낌이 다르다. 이런 차이를 이용해서 아이들에게 요리를 통해 오감 교육을 하고 있는 곳도 있다니, 한 달에 적어도 한 두 번 이상은 부엌에 설 기회가 있는 성인이라면 이 시간을 지겹거나 막막한 시간이 아닌 오감 발달의 시간으로 이용해 보는 것도 보람찰 것이다. 같은 고기라도 결대로 자르는 것과 결과 직각 방향으로 자르는 것은 그 질감이 다르다. 또 당근도 깍뚝 썰기를 했을 때의 질감과 채로 썰었을 때의 질감이 다르다. 감자와 양파의 질감이 다른 것은 당연한 이야기다.

생활 속의 매 시간을 즐기자.

멀리서 들려오는 고성 방가에서 리듬을 찾는 것은 어려울지라도 적어도 들으면서 '저게 무슨 소리야'라고 짜증내기 전에 소리에 담긴 이야기를 들어보려고 노력하자. 칼에 달라 붙는 호박을 신경질 내며 털어 내기 전에 호박의 전분과 감자의 전분이 어떻게 다른 느낌인지 느껴보도록 하자. 가끔은 고개를 들어 멀리 보며 눈을 굴려주고, 음식을 먹을 때는 재료 하나 하나의 맛을 느끼며 감탄을 해보자.

찾아보면 우리 주변에는 아직 알아내야 할 것도, 감탄해야 할 것도, 고마워 해야 할 것도, 즐거워해야 할 것도, 느껴야 할 것도 너무 많다.

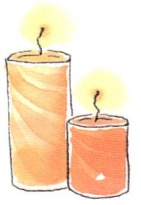

인류가 발전하면 할수록 더 탈선함을 보게 된다 - 프라벗트

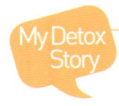

향기로 채운다 - 아로마

　얼마 전 영화로 만들어져 반향을 불러 일으켰던 '향수'는 동명의 소설이 원작이다. 영화에서도 그랬지만 책을 읽다 보면 그 상세한 향에 대한 묘사에 마치 그 향기를 실제로 맡는 듯한 느낌을 받게 된다.

　주인공인 그루누이는 향에 대해서는 천부적인 사람이다. 처음 태어나면서부터 습득한 향기냄새나 한번 맡은 향수까지 재현해내는 놀라운 후각 능력을 가졌고 그런 능력을 이용하여 사람의 체취, 그리고 그 체취로 사람을 조정하는 향수까지 만들어 낸다. 소설과 영화에서는 다소 과장되게 그려져 있긴 했지만 향기는 확실히 사람의 사고 체계에 영향을 주는 역할을 한다.

　우리 옛 여인네들은 남자의 사랑을 얻기 위해 사향 노루나 사향 쥐의 '향기샘'을 말려서 옷 섶에 지니고 다녔다. 사향 냄새가 페로몬 역할을 해서 남자들을 유혹하는 데 효과적이었기 때문이었다. 또 머리에는 향기로운 동백기름을 발라 은은한 향이 풍기게 하였고 단오날에는 청포로 머리를 감아 머리결은 물론이고 그네를 뛸 때마다 향이 퍼지도록 했다.

　서양도 마찬가지이다. 비록 향수가 발달한 프랑스의 경우 그 원인이 불결한 도시의 악취를 감추기 위해서였다고는 해도 사람마다 자신의 개성을 드러내 줄 향수를 만들고 사서 뿌리는 데 돈

사람의 진실된 가치는 하나님과 얼마나 비슷한가에 있다 - 튜니어

과 노력을 아끼지 않은 것도 사실이다. 지금에야 이렇게 인공적으로 배합하고 만든 향수가 다양한 종류로 팔리고 있지만 사실 향수의 원형은 자연 속에 있었다. 바로 아로마이다.

아로마는 그리스어인 향신료Spice에서 유래되었는데 일반적으로는 향을 의미한다. 다만 최근 들어 이 향을 일종의 대체의학요법으로 사용하면서 '아로마 테라피'라고 부르는 경우가 대부분이다. 이때의 아로마는 자연에서 얻은 '에센셜 오일'을 이야기하는데 아로마 테라피는 이 에센셜 오일을 이용해서 몸과 마음을 치유하는 행위를 통칭한다.

사실 에센셜Essential이라는 용어는 '스며들 수 있는 삶의 비밀'이라는 말에서 유래되었다고 한다. 용어에 담긴 뜻을 곰곰이 생각해 볼 때 이만큼 잘 어울리는 말이 없다 싶을 정도로 절묘하다. 허브 식물의 꽃, 줄기, 잎, 열매, 뿌리에서 추출한 순수한 정유가 에센셜 오일인데 이 오일은 사람의 피부를 통해, 호흡기를 통해 스며들면서 많은 효과를 낸다.

그렇다고 해서 무작정 짜낸 것이 다 에센셜 오일이 되는 것은 아니다. 스팀 증류, 압축, 냉각, 용제 추출법 등 종류에 따라 다양한 추출법을 통해 추출하고 농축한 것이 비로소 사람에게 쓰이는 '아로마 에센셜 오일'이 된다. 그리고 이러한 오일을 신체에 바를 때는 반드시 피부에 부담을 주지 않는 순한 오일인 캐리어 오일과 함께 섞어서 써야 하는데 이것을 블렌딩이라고 한다.

위대한 자는 결코 위대함을 느끼지 않고 작은 자는 결코 작음을 느끼지 않는다
– 유대 격언

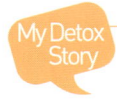

캐리어 오일은 주로 호호바, 코코넛 등이 쓰인다.

아로마 오일을 사용하는 방법은 각 개인차가 좀 있지만 가장 쉽게 사용할 수 있는 방법이 코를 통한 흡입법과 피부를 통한 흡수법이다. 코를 통해 흡입하는 방법으로는 램프 확산법과 수증기 호흡법이 있고 피부를 통한 흡수법은 직접 맛사지 하는 방법과 목욕 때 사용하는 방법 등이 있는데 각각의 자세한 방법은 다음과 같다.

램프 확산법

가장 오래된 방법이면서 가장 일반적인 방법이다. 신체의 문제보다는 심리적인 안정을 찾는 데 효과적이며 실내 공기를 바꾸는 데도 일조를 한다. 보통은 아로마 램프라는 전용 램프를 이용하는데 이 램프는 윗부분에 물을 넣을 수 있는 작은 그릇이 있고 아래에는 그릇을 데울 수 있는 램프용 초를 넣을 수 있게 되어 있다. 그릇에 물을 담고 아로마 오일을 몇 방울 떨어뜨린 후 초를 켜서 따뜻해진 오일이 확산될 수 있게 하면 되는데 이때 오일은 5방울 정도가 적당하다. 아로마 오일을 물에 희석하지 않고 곧장 쓰는 것은 위험하다. 오일이 지나치게 빠르게 확산되면 오히려 두통 등을 유발할 수 있기 때문이다. 때문에 반드시 물을 통해 서서히 데워지고 퍼져나가는 방법을 써야 한다.

이렇게 램프 확산법을 시행할 때는 우선 불을 쓰는 것이기 때

말을 길들이는 데는 몇 주면 되는데 사람을 길들이는 데는 인내와 노력으로 수년이 걸린다 - 쉐퍼드

232

문에 안전에 조심을 해야 하고 다음으로는 너무 진하게 향이 퍼지지 않도록 해야 한다. 개인 취향에 따라 아로마 오일의 방울 수를 조절하는 것이 요령이다. 또한 될 수 있는 대로 호흡을 가라앉히고 오일에서 퍼져 나오는 향이 온 몸을 돌면서 몸 안의 나쁜 기운을 흡착, 배출한다는 느낌으로 명상의 시간을 갖도록 해보자. 짧은 시간 동안 온 몸이 충분히 이완되는 느낌을 가질 수 있다. 스트레스 해소나 불면증, 두통 등에 이 방법을 많이 쓰는데 이때 효과적인 아로마는 라벤더, 레몬, 로즈마리 등이다.

수증기 호흡법

수증기 호흡법은 램프 확산법보다 좀 더 직접적이다. 뜨거운 물을 대야 등에 담고 거기에 아로마 오일을 떨어뜨린 후 그 증기를 흡입하는 것인데 특히 기관지 계통에 문제가 있거나 호흡기에 질환이 있는 사람에게 효과가 있다. 다만 천식 환자나 알레르기 환자는 피하는 것이 좋고 임산부도 삼가는 것이 좋다.

이때 오일은 한 두 방울 정도로 제한하고 개인 취향에 따라 최대 5방울 정도까지 조절한다. 머리에 수건 등을 쓰고 수증기를 가둔 후 눈을 감고 역시 호흡을 천천히 하며 증기가 구석 구석으로 퍼져 나가는 느낌을 만끽한다. 이때 코로 천천히 들이마셨다가 입으로 다시 천천히 내뱉는 복식 호흡을 하면 좋고 목이나 기관지에 질환이 있을 경우 입으로 깊이 들이마셨다가 천천히 내

나는 끝없는 우주의 한 은하계 속에 조그만 혹성 속의 티끌 같은 한 개체이다 – 아사골리

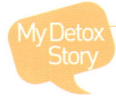

뱉는 것을 반복한다. 이때 쓰는 아로마는 페퍼민트나 타임, 라벤더, 유칼립투스 등이 효과적이다.

맛사지 법

아로마 오일로 맛사지를 할 때는 반드시 원액이 아닌 희석된 오일을 사용해야 한다. 아로마 오일의 분자가 작고 인체로 쉽게 흡수가 되기 때문에 피부를 통해 흡수된 오일도 대략 한 시간 전후로 해서 혈액 등에서 확인이 된다. 때문에 원액을 그대로 이용하는 것 보다는 캐리어 오일이라는 순한 오일에 한 두 방울에서 아로마의 종류에 따라 최대 10방울 정도까지 희석해서 맛사지하는 것이 좋다. 보통 캐리어 오일은 호호바나 아보카도, 코코넛, 아몬드, 헤이즐넛, 올리브 등 순한 식물성 오일을 사용하며 아로마 오일별로 섞는 비율은 모두 다르다. 보편적으로 100ml 정도에 15~20방울 정도 섞는 비율이면 무난하다.

이렇게 섞은 아로마 오일은 먼저 발뒤꿈치 등에 발라서 알레르기 반응을 알아보는 것이 좋다. 천연 오일이기 때문에 알레르기 반응은 거의 없지만 조심하는 것이 좋다. 역시 임산부나 너무 어린 아이는 사용하지 않는 편이 낫다.

맛사지를 할 때는 우선 맛사지 할 부위를 따뜻하게 하고 오일을 두 손을 사용해서 부드럽게 펴 바른다. 이후 조금씩 눌러가며 둥글게 굴려주면 오일이 피부 안으로 스며들게 되는데 손 전체

한 개인을 아는 것보다 전 인류를 아는 게 더 쉽다 – 로체포칼

를 부드럽게 움직여서 오일이 골고루 스며 퍼지게 하는 것이 중요하다. 이때 호흡을 통해 향을 맡으며 긴장을 이완시키고 맛사지의 압력을 느끼다 보면 안락한 기분이 드는데 이는 옥시톡신이라는 호르몬이 분비되기 때문이다.

옥시톡신은 뇌하수체 후엽에서 분비되는 호르몬으로서 남녀간에 사랑을 하거나 서로를 신뢰하게 만드는 역할을 하는 호르몬이다. 아로마 맛사지는 이 옥시톡신 등 몸에 유익한 호르몬을 대량으로 분비시키어 신체 건강뿐 아니라 정신적인 안정에도 큰 영향을 끼친다.

피곤하다며 집에 오자마자 쓰러지는 남편에게, 하루 종일 가사와 육아, 바깥일에 시달리던 아내에게, 혹은 입시 스트레스로 힘들어하는 자녀에게 하루에 십분, 아로마 맛사지를 해주는 것은 어떨까. 단 십분의 투자로 온 가족이 옥시톡신 덩어리가 되는 효과를 누릴 수 있을 것이다.

목욕법

아로마 목욕법은 어떻게 보면 가장 간단하게 이용할 수 있으면서도 즉각적으로 효과를 느낄 수 있는 방법이다. 전신욕, 좌욕, 족욕 어떤 목욕의 형태에도 이용할 수 있으며 특히 긴장 완화와 정신적인 피로 회복에 효과적이다.

사실 하루 일을 마치고 돌아와 샤워를 하거나 목욕을 하면서

탈선한 세상이 문제가 아니라 그 안에 파손당한 영혼이 말썽이다
– 포춰

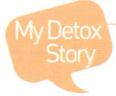

'와, 오늘 하루도 너무너무 즐거워서 내일이 무척이나 기대되는 걸' 하는 사람이 몇이나 될까. 아마 대부분이 하루 일을 정리하기는커녕, 깊은 한숨과 함께 내일 일에 대한 걱정과 막막함에 멍해질 것이다. 이때 아로마 목욕만큼 효과적인 것도 없다.

방법은 너무나 간단하다. 보통 오일이 물과 잘 섞이지 않기 때문에 꿀이나 두유 등의 호화 물질과 섞어서 물에 넣기도 하지만 그것도 귀찮다면 그냥 오일 대여섯 방울을 떨어뜨린 후 휘휘 젓고 물에 들어가 앉아보자. 전신이 부담스럽다면 발만 담가도 좋고 손만 담가도 좋다. 대신 호흡은 편안하게 하고 아로마 오일이 섞인 물이 몸 구석구석을 따뜻하게 데우는 느낌을 가져보자.

이때 오감을 총동원 하는 것이 중요하다. 시선은 멀리 보고 호흡은 깊게 하고, 손끝은 무겁거나 가벼운 느낌을 번갈아 가며 의도적으로 느껴본다. 피부 전체가 호흡하는 느낌으로 물 속에서 아로마 기운을 느끼다 보면 어느새 몸 속에 가득 차 있던 스트레스와 독소가 빠져 나가면서 몸도 마음도 부드럽게 이완이 되어 있는 것을 느낄 수 있을 것이다. 그날 쌓인 피로와 스트레스를 이렇게 당일에 풀고 나면 다음날, 안될 것 같은 일도 되고 의도하지 않은 기쁨도 찾아오지 않을까.

인간은 이 지구상 위에 가장 큰 기적이요, 또 가장 큰 말썽이다 – 샤노프

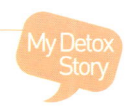

소리로 채운다 - 음악, 웃음

누구나 한번쯤은 길을 가다 들려오는 대중가요에 발걸음을 멈추고 '아… 어쩌면 내 마음을 이렇게 잘 표현했지?' 라며 감탄했던 경험이 있을 것이다. 이별을 한 후 모든 이별노래가 마치 나의 마음을 대변한 것 같고, 사랑을 할 때 역시 사랑이라는 단어가 들어가는 노래는 다 내 노래 같기도 하다. 이는 드라마 주제곡이나 광고 음악도 마찬가지다. 특정 주인공이 나올 때마다 들리는 주제곡은 그 주인공의 상황과 감정, 인생관을 대변해주기도 하고 상품 광고용 음악은 나중에 음악만 들어도 그 상품이 떠오를 정도로 음계에 담긴 힘은 위력이 있다.

소리의 위력은 또 다른 예에서 찾아 볼 수 있다. 아주 무서운 공포 영화를 볼 때 귀를 막고 보면 전혀 공포스럽지가 않다. 오히려 우스꽝스럽기까지 하다. 사람이 시각적인 인지보다 청각적인 인지를 먼저 하는 까닭이다. 귀로 듣는 소리를 통해 일단 공포심을 느낀 후 시각적인 효과로 따당 하고 두 번째 공포를 주어야만 비로소 '꺄악' 하는 소리와 함께 진정한 공포에 빠지게 되는 것이다. 때문에 으스스한 소리가 없는 공포 영화는 안 보느니만 못하게 되는 것이다.

임신을 하게 되면 엄마 아빠는 아이를 위해 태교를 한다. 아직 형체도 불분명하고 보지도 말하지도 못하는 태아지만 청각만은

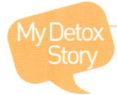

살아있기 때문에 엄마 아빠는 끊임없이 아이에게 목소리를 들려준다. 뱃속에서 듣던 목소리에 익숙해진 태아는 세상에 나와서도 그 목소리에 반응하고 안정을 찾는다고 한다.

사실 사람이 들을 수 있는 청력의 범위는 굉장히 좁다. 일례로 앞서 얘기한 태교의 방법 중 하나로 외국에서는 돌고래를 이용하기도 하는데 돌고래가 내는 높은 주파수의 소리에 태아가 활발히 반응하는 것에 착안한 태교라고 한다. 이 소리는 보통의 사람에게는 들리지 않는 범위의 소리인데 신기하게도 태아는 듣고 반응을 한다.

이는 개나 말도 마찬가지이다. 이들 동물들을 훈련시킬 때 쓰는 호루라기에서 나는 소리는 사람들이 듣지 못한다. 하지만 동물들은 듣고 반응을 한다. 사람보다 동물들이 들을 수 있는 청력의 범위가 훨씬 넓기 때문이다.

이처럼 지구상의 동물 중에서 어쩌면 듣는 범위가 가장 한정적인 인간이지만 그나마도 잘 듣고 있는지는 의문이다. 검은소와 누렁소 중에 어느 소가 더 일을 잘 하느냐고 물었던 황희 정승에게 슬그머니 다가와 귓속말로 정답을 알려준 촌로의 배려와 지혜는 어쩌면 현대를 사는 우리들에게 더 필요한 소양일지도 모른다.

하루가 멀다 하고 들려오는 연예인들의 자살 원인 중 대부분을 차지하는 것이 '악플'이다. 비록 귀로 듣는 소리는 아니지만 자

구름 뒤마다 태양이 있고 소나기 후에 햇살이 있다 – 휘틀러

신을 비방하고 모함하는 좋지 않은 말들에 깊게 상처입고 결국 극단의 방법을 택하는 것이다.

전화나 인터넷은 모두 익명의 소리가 전달되는 공간이자 매개체이다. 현대를 사는 우리는 이 익명의 소리에 하루에도 몇 번씩 상처입고 혹은 스트레스를 받는다. 신용 대출을 안내하는 친절한 안내음, 투기나 투자를 유도하는 무미건조하되 욕심사나운 목소리를 들으면서 우리는 알게 모르게 마음에 독소를 쌓아가고 나아가 휴대폰 노이로제, 인터넷 노이로제에 시달리게 된다.

이쯤 되면 하루쯤 휴대폰이나 인터넷 등을 꺼버리고 살아볼 만도 하련만 습관이 되다 못해서 중독이 되어버린 우리들은 하루라도 휴대폰과 인터넷이 없으면 불안증에 걸릴 정도로 초조해한다. 그래서 최근 이러한 세태에 경각심을 느끼고 한 달에 하루 정도 휴대폰도, 인터넷도 텔레비전도 보지 않고 대화와 웃음으로 하루를 채워보고자 하는 사람들이 늘어나고 있다. 가족끼리끼리를 찾아 함께 즐긴다거나, 혼자서 책을 읽고 생각을 하고 휴식을 취하는 등 온전히 하루는 외부의 소리가 아닌 마음의 소리를 들으며 지내보고자 하는 것이다. 그리고 이렇게 마음의 소리를 듣고자 할 때 가장 쉽게, 빠르게 접근할 수 있는 방법이 바로 웃음과 음악이다.

웃는 얼굴에 침을 뱉지 못하는 것도 사실이려니와 웃는 소리에는 스트레스 또한 견디지 못한다. 하지만 웃는다고 해서 모든 웃

아무 것도 기대치 않는 자는 실망도 없을 것임이라
- 교황 알렉산더

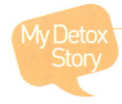

음이 스트레스를 해소시키는 방편이 되는 것은 아니다. 웃음에도 미소, 냉소, 조소, 실소, 파안대소, 박장대소 등의 종류가 있는데 이 중 가장 건강에 도움이 되는 웃음은 박장대소이다.

배를 잡고 웃는다는 표현처럼 횡격막이 수축하고 몸이 앞으로 수그러질 정도로 크게 웃으며 자기도 모르게 손뼉을 치게 되는 순간, 뇌에서는 몸에 이로운 호르몬이 분비되고 몸 구석구석까지 그 기분을 전달한다. 실컷 웃고 나서 약간 나른한 기분과 함께 편안해 지는 것은 심신의 스트레스가 완화되고 기쁨으로 충만된 상태이기 때문에 그렇다.

우리가 행복한 감정을 갖게 되면 몸에서는 엔돌핀이라는 일종의 모르핀 성분이 나오게 되는데 크게 웃게 되면 이 엔돌핀과 함께 엔케팔린이라는 신경펩티드 호르몬이 함께 분비된다. 이 엔케팔린은 모르핀의 300배에 해당하는 통증완화 효과를 가지고 있기 때문에 웃음으로 병을 고친다는 말이 그저 빈말만은 아님을 알 수 있다. 특히 엔케팔린같은 호르몬은 면역세포를 자극하여 세포의 수를 늘리기 때문에 신체가 아플수록 의식적으로 크게 웃는 습관을 들이는 것이 좋다. 물론 이때 중요한 것은 입으로만 우하하하 웃는 것이 아니라 의식적으로 마음도 함께 웃어주어야 한다는 것이다.

가장 좋은 것은 긍정적인 생각으로 마음을 다스려서 자연스럽게 웃는 것이지만 정 힘들다면 재미있는 비디오나 만화를 통해

건강이 있는 자는 소망이 있는 자요, 소망을 가진 자는 모든 것이 있는 자다
– 아라비아 속담

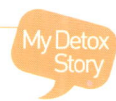

자기도 모르게 마구 웃게 되는 것을 의도적으로 찾아보자. 특히 마음의 감기라고 하는 우울증에는 이 웃음보다 더 큰 치료약이 없다고 하니 우울함이 찾아올 때마다 의식적으로 크게 웃어보자.

깔깔거리는 웃음만큼이나 마음에 직접적으로 영향을 줄 수 있는 소리는 바로 음악이다. 앞서 이야기한 것처럼 사람들은 종종 가요를 들으며 자신의 감정을 이입시키곤 한다. 뿐만 아니라 어느 한 순간, 들려오는 음악과 공간이 오직 자신만을 위해 존재하는 것과 같은 느낌을 받는 경우도 있다. 이는 모두 음악이 마음 깊숙하게 파고 드는 힘이 있기 때문이다.

이러한 음악은 마음뿐 아니라 뇌에도 작용한다. 이미 너무나 유명해진 모차르트의 음악은 가장 대표적인 태교 음악으로 사용될 만큼 두뇌에 영향을 주는 음악으로 알려져 있는데 과학적으로도 이 모차르트의 음악을 들었을 때 뇌가 가장 최적화 된다고 한다. 자신이 좋아하는 음악 혹은 마음에 와 닿는 음악을 들었을 때 반응하는 뇌는 전두엽 피질이다. 전두엽 피질은 사람의 감정과 밀접한 반응을 하는 부분인데 우리가 음악을 듣고 눈물을 흘리거나 감동을 하거나 찌릿한 느낌을 받는 것이 바로 이 때문이라고 한다.

우리의 뇌는 단순한 저장기관이 아니라 추측, 예측, 학습이 가능한 기관이기 때문에 이렇게 음악으로 자극을 받은 뇌는 활발하게 움직임을 계속하게 된다. 특히 일정한 구간이 미묘하게 달

희망이란 두려움을 대신하는 완곡한 표현이다 - 아라비아 속담

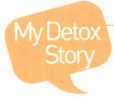

라지며 반복을 하는 클래식은 뇌를 학습, 예측시키면서 감정을 이완시키기 때문에 마음을 다스리고 뇌를 발달시키는 데 좋다.

최근에는 이러한 뇌와 음악의 연관성을 따져서 명상에 좋은 음악, 화가 났을 때 들으면 좋은 음악, 우울할 때 듣는 음악, 공부하기 전에 듣는 음악 등의 타이틀을 달고 컴필레이션 음반들이 많이 나와 있다. 이런 음반들을 활용해 보거나 자신만의 베스트 앨범을 만들어 보는 것은 어떨까. 단, 음악을 들으면서 마음을 정화하고 뇌를 순화하는 극적인 효과를 노린다면 시끄러운 곳에서 듣는 것 보다는 조용히, 혼자 있는 공간에서 호흡을 가다듬으며 듣는 방법을 선택해보도록 하자. 몸 안에서 나쁜 기운들이 음악의 선율을 따라 흘러 나가는 것을 느낄 수 있을 것이다.

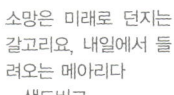

소망은 미래로 던지는 갈고리요, 내일에서 들려오는 메아리다
– 샌드버그

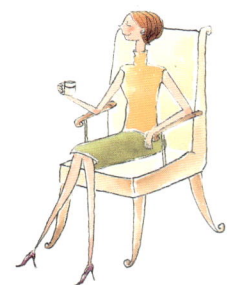

가슴을 울리는 이야기로 채운다 - 명언과 책

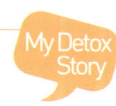

옛 성현들이 남긴 이야기 속에는 짧은 생을 통해 미처 다 체득하지 못할 만큼 깊은 사상과 교훈이 담겨 있다. 사람은 100년이라는 시간조차 미처 다 채우지 못하고 죽는 경우가 더 많지만 좋은 글과 이야기는 100년, 1000년을 이어져 내려오며 시대를 관통하는 교훈과 감동을 준다. 인류 최고의 베스트 셀러인 성경이나, 동양에서 발원되었으나 세계로 그 의미를 퍼뜨려나가고 있는 불경은 종교라는 카테고리에 굳이 묶어 넣지 않아도 담고 있는 진리와 교훈만으로도 충분히 필독서로 읽어 볼 필요가 있다.

세계적인 미래학자인 앨빈 토플러도 미래를 예측하기 위해 가장 필요한 일은 독서라고 이야기 한다. 가장 첨단의 것, 가장 최신의 것을 예측하고 연구하는 '미래학자'의 입에서 나온 아날로그적 방편인 독서는 어떻게 보면 매치가 잘 되지 않는 것처럼 느껴지기도 한다. 하지만 글이 담고 있는 이야기의 그 방대함과 풍성함이 미래를 예측하는 데 있어 가장 필요한 상상력뿐 아니라 판단력과 지혜를 발현하는 데 도움이 된다는 그의 말을 들으면 독서가 얼마나 중요한지에 대해 충분히 납득하게 된다.

사실 요즘처럼 클릭 한번에 원하는 정보가 수십 개씩 뜨는 환경에서 오랜 시간 진득하게 책을 붙들고 앉아 읽는다는 것은 그다지 쉽지 않다. 그리고 사람들 역시 독서의 필요성을 크게 느끼

희망은 슬픔을 치료하는 제일 좋은 음악이다
- 조지 본

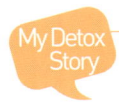
지 못한다. 글자와 문장으로 이루어진 두툼한 한 권의 책을 처음부터 끝까지 읽는 것 보다는 중요한 내용을 간추리고 정리해 둔 다이제스트본을 더 선호하는 까닭이다. 하지만 독서의 미덕은 안에 있는 내용에만 있는 것이 아니다. 어쩌면 문장과 문장 사이, 문단과 문단 사이의 그 간극에 더욱 많은 것이 숨겨져 있을지도 모르는 노릇이다. 바로 상상과 깨달음이다.

철학자 베이컨은 "책은 항상 생활하고 살아움직임, 자기의 종자를 인간의 마음 속에 심으며 새로운 시대에 끝없는 행위나 의견을 불러일으킨다" 라고 독서를 정의했다. 이 말에서 알 수 있듯이 독서는 단순히 정보 수집과 '앎'의 용도가 아니라 읽는 행위를 통해서 마음에 변화를 일으키고 생각의 범위를 넓혀주며 각각 따로 존재했던 머릿속의 지식과 느낌을 융합, 해로운 느낌과 사상을 도출해내는 역할을 한다.

그렇다면 어떻게 책을 읽는 것이 바른 방법일까.

책을 읽는 방법으로는 다독, 속독, 발췌독, 정독 등이 있다. 다독은 많이 읽는 것이고 속독은 빠르게 읽는 것이다. 발췌독은 필요한 부분만 선택해서 읽는 것을 말하고 정독은 말 그대로 처음부터 끝까지 차근차근 읽는 것을 이야기한다. 사실 뇌운동과 더불어 가장 각광을 받은 것은 속독이다. 속독은 책을 많이 읽다보면 자연적으로 터득이 되기도 하는, 빨리 정확히 읽는 독서법이다. 한 문장을 한번에 읽는다든가 시선을 대각선으로 훑어 내리며 책을 읽는 방법들이 있다.

속독을 하면 빠르게 내용을 습득할 수 있을 뿐 아니라 읽으면서 머릿속에 정리해가는 행위도 함께 할 수 있어서 특히 많은 양을 빠른 시간 안에 읽어야 하는 사람들에게 각광을 받고 있기는 하지만, 여기에서는 속독도 정독도 발췌독도 아닌 심독을 권하고 싶다.

심독은 두 가지 의미로 해석될 수 있다. '깊게 읽는다'라는 뜻의 심독深讀일 수도 있고 '마음으로 읽는다'라는 뜻의 심독心讀일 수도 있다. 왜냐하면 심독은 마음으로 깊게 읽는 독서행위이기 때문이다. 심독을 위해 고르는 책은 실용서나 학술서, 대중 소설보다는 수필이나 종교서적, 혹은 고전이 적합하다.

편안하고 바른 자세로 앉아서 책을 펴자. 그리고 읽어나가되 필요한 부분에는 밑줄을 긋는 것도, 생각나는 단상은 옆에 살짝 메모를 해도 좋다. 단 중요한 것은 한 번 읽기 시작했으면 적어도 맥을 끊지 않는 부분까지 독서를 진행하도록 한다. 한 십분 읽다가 차 한잔 마시고, 십분 읽다가 다른 일 좀 하고 하면서 독서의 맥을 끊는 것이 아니라 한 시간 정도는 차분히 앉아서 책에 푹 빠져보는 것을 권하는 것이다.

이때 활자의 흐름이나 내용에 치중하기보다는 사고의 폭을 넓혀가며 읽는 것이 중요한데 처음에는 어렵지만 이 역시 자꾸 연습하고 반복하다 보면 익숙해진다. 사고의 폭을 넓힌다 함은 독

소망은 바라는 것이 일어나기를 원하는 것이요, 믿음은 바라는 것이 일어날 줄 믿는 것이다 - 노만 빈센트 필

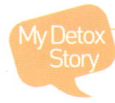

서의 스펙트럼을 넓히기 위한 기초 작업이기도 하다. 예를 들어 해독에 대한 책을 위와 같은 방법으로 읽어가며 상상력과 사고력을 넓혔을 때 가지를 칠 수 있는 범위는 호흡, 수면, 독소, 환경, 건강, 아로마 등 다양하다. 관심이 가는 부분을 좀 더 찾아서 읽고 알아보고 싶은 궁금증이 생기는 것이다. 이렇게 독서를 통해 또 다른 분야, 또 다른 범위로 관심의 폭이 넓어지고, 자꾸 찾아 읽다 보면 자연히 지식의 폭뿐 아니라 사고력의 연결 범위도 늘어나게 되고, 이는 어떠한 상황에 봉착했을 때 좀 더 유연하게 대처할 수 있는 지혜를 더불어 가져다 주게 된다.

아는 만큼 보이고, 머릿속에 들어 있는 것은 그 아무리 재주 있는 도둑도 훔쳐갈 수 없듯이 책을 통해 지식뿐 아니라 지혜까지 쌓고 나면 스스로에 대한 자부심과 함께 자애심도 더불어 생기게 된다. 사소한 것 같지만 이러한 스스로에 대한 자부심과 자애심은 외부의 자극으로부터 마음을 지켜주는 든든한 방패 역할을 훌륭하게 해낸다. 좋은 이야기로 마음을 굳건히 다진다는 것은 외부의 독소로부터 마음을 지켜내기 위한 견고한 갑옷을 얻는 것과 같다.

희망은 어둠을 저주하
는 것이 아니요, 촛불
을 밝히는 것이다
- 노만 빈센트 필

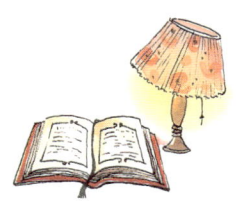

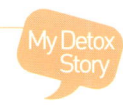
좋아하는 것을 하면서 기꺼이 즐긴다 – 취미생활

자기가 좋아하는 일을 하는 사람들의 표정은 늘 밝다. 분명 힘들어 보이는데도 험준한 산을 끝까지 오른 사람들의 표정이나 땀을 흠뻑 흘리며 봉사활동을 끝낸 사람들, 바쁘게 뛰어다니면서도 결코 지쳐 보이지 않고 오히려 반짝반짝 빛이 나는 사람들이 그러하다.

어쩌면 가장 불쌍한 사람은 '취미가 무엇입니까?' 라고 물었을 때 아무 대답도 하지 못하는 사람일 수가 있다. 좀 더 여유롭고 행복한 삶을 살기 위해서는 직접 돈 들여서 하는 취미 생활이 아니더라도 자기가 즐거이, 기꺼이 몰두하고 행복해 할 수 있는 '꺼리' 가 분명 필요하다.

앞서 '단식' 편에서 이야기한 후지모도 겐코우씨의 취미는 단식이고 중국의 명작가인 노신 역시 의학을 전공했지만 취미로 쓰기 시작한 글로 인해 대작가가 된 사람이다. 이처럼 취미라는 것은 굳이 무언가를 배우거나 얻거나 취득하기 위한 도구가 아니라 삶의 진행에 쉼표를 찍거나 장식적인 요소를 더해 좀 더 풍성하게 만들기 위한 것이다.

흔히 취미에는 비우기 위한 취미와 채우기 위한 취미가 있다고 하는데 비우기 위한 취미가 휴식과 재충전에 관한 것이라면 채우기 위한 취미는 무언가를 배우거나 취득하기 위한 취미이다.

희망이란 어려움을 삭제하는 것이며, 절망이란 어려움을 불가능으로 낙인 찍는 것이다
– 왓츠

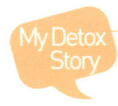

이 두 가지를 적절히 병행해도 좋지만 하나만 가져도 취미는 충분히 그 역할을 다한다.

취미를 가지게 되면 욕구가 동반이 된다. 부정적인 욕심이나 욕망이 아닌 무언가를 이루고자 하는 긍정적인 욕구이다. 이는 비우고자 하는 취미나 채우고자 하는 취미나 모두 마찬가지이다. 그 욕구를 충족시키기 위해 사람들은 노력을 기울이게 되는데 대부분은 '원해서' 하는 것이기 때문에 스트레스를 받기 보다는 그 과정을 즐기며 기꺼이 감수하게 된다.

이 과정에서 자기 실현과 자기 계발이 이루어지고 더 나아가서는 성장을 통한 긍정적인 개인 발전이 이루어진다. 긍정적으로 발전한 개인은 당연히 주변에도 긍정적인 모습의 역할 모델을 수행하게 되는데 이러한 '즐거운 파장'이 결국은 즐거운 사회를 만드는 데 일조를 하게 된다.

취미를 즐기는 것은 시간이나 돈을 많이 투자하지 않아도 좋다. 혼자서 즐기는 것도 좋고 함께 즐기는 것도 좋다. 다만, 즐거워 할 수 있는 것을 선택하면 된다. 굳이 무언가를 획득하고 정복해야 한다는 부담감이나, 해내야 한다는 책임감 이전에 행복해 할 수 있고 즐거워 할 수 있는 취미를 찾아서 즐겨보자.

감염될수록 이로운 바이러스는 행복 바이러스인데, 이 행복 바이러스야 말로 몸과 마음에 독소가 들어오지 못하도록 막아내는 긍정적인 바이러스이다. 해독을 위해 몸과 마음을 비워내고 치료

긍정적으로 생각하라. 원하는 것을 마음 속 깊이 생각하고 또 생각하면 그 바람은 어김없이 현실로 나타난다. 원치 않는 걸 떠올리지 말고 갖고 싶은 것, 하고 싶은 것을 생각하라 — 앤드류 매튜스

했다면 독소에 대한 면역력을 키우기 위해 행복 바이러스를 심어
보자.

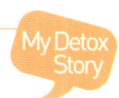

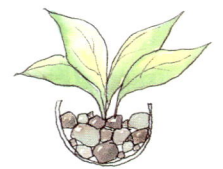

하늘이 지상에서 받는
최대의 공물은 불평이
다. 그러나 이 불평이
야 말로, 우리들의 가
장 진지한 공물이다
- 스위프트

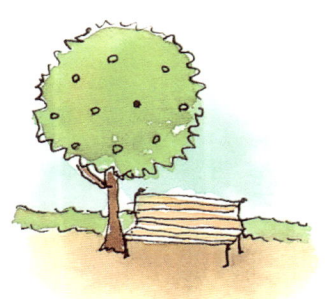

참고문헌

1. 〈ストレスをなくす心呼吸〉 高田昭和 (リヨン社)
2. 〈脳と心に効く言葉〉 高田昭和 (リヨン社)
3. 〈脳內革命 1,2〉 春山茂雄 (サンマーク社)
4. 〈健幸革命〉 春山茂雄 (ザネット社)
5. 〈未病の醫學〉 春山茂雄 (マホロバ社)
6. 〈ダイエット革命〉 春山茂雄 (扶桑社)
7. 〈法句經－眞理の言葉〉 山田無文 (春秋社)
8. 〈그물에 걸리지 않는 바람처럼 － 숫타니파타 강론집〉 법정 (샘터)
9. 〈말과 침묵〉 법정 (샘터)
10. 〈마음〉 이영돈 (예담)
11. 〈그림자 － 분석심리학의 탐구〉 이부영 (한길사)
12. 〈자기와 자기실현 － 분석심리학의 탐구〉 이부영 (한길사)
13. 〈굿바이 프로이트〉 스티브 존슨 (웅진)
14. 〈인격론〉 새무얼 스마일스 (21세기북스)
15. 〈Younger Next Year － 내년을 더 젊게 사는 연령혁명〉
    Chris Crowley (매일경제신문사)
16. 〈온천의 문화사〉 설혜심 (한길사)
17. 〈인간의 몸이 원하는 물, 전해환원수〉 시라하타 사네타카 (어문각)
18. 〈물, 치료의 핵심이다〉 F. 뱃맨겔리지 (물병자리)
19. 〈물로 건강해진다〉 마쯔시타 가즈히로 (문진출판사)
20. 〈水飮みダイエット〉 靑野治朗 (世界文化社)
21. 〈解毒美人〉 橫山 泉 (寶島社)
22. 〈カラだ毒拔き革命〉 石原結實 (靑春社)
23. 〈解毒バイブル〉 日經ヘルス編 (日經BP社)
24. 〈iCon, 스티브 잡스〉 제프리 영, 윌리엄 사이먼 (민음사)
25. 〈中國・名言の知惠〉 寺尾善雄 (三笠書房)
26. 〈뇌의 기막힌 발견〉 스티븐 주안 (네모북스)
27. 〈아로마테라피 핸드북〉 오홍근 (양문)

데톡스, 당신의 삶을 해독하라

1판 1쇄 인쇄 2007년 8월 2일
1판 1쇄 발행 2007년 8월 10일

지은이 | 홍종희, 고영리
일러스트 | 조영재(yjmyth@hotmail.com)

발행인 | 김학준
편집인 | 최용원
출판국장 | 고승철
출판팀장 | 김현미

편집장 | 안영배
편집 진행 | 김구연
아트디렉터 | 윤상석
디자인 | 박은경
DTP | 최다미
인쇄 | 한컴애드

펴낸곳 | 동아일보사
등록 | 1968.11.9(1-75)
주소 | 서울시 서대문구 충정로3가 139번지(120-715)
마케팅 | 02-361-1031~3 팩스 02-361-1041
편집 | 02-361-0905 팩스 02-361-0979
홈페이지 | http://books.donga.com

ISBN 978-89-7090-586-0 03510
값 12,000원